U0302389

高血压饮食
宜忌与调养

姚金芝　主编

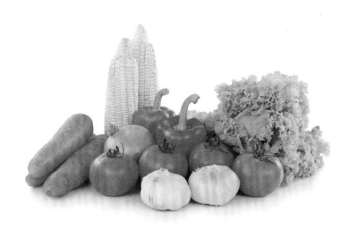

河北出版传媒集团

河北科学技术出版社

图书在版编目(CIP)数据

　　高血压饮食宜忌与调养 / 姚金芝主编. -- 石家庄：
河北科学技术出版社, 2016.7（2024.4重印）
　　（品质生活）
　　ISBN 978-7-5375-8381-7

　　Ⅰ.①高… Ⅱ.①姚… Ⅲ.①高血压—食物疗法
Ⅳ.①R247.1

　　中国版本图书馆CIP数据核字(2016)第127465号

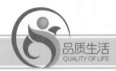

高血压饮食宜忌与调养

高血压饮食宜忌与调养

姚金芝　主编

出版发行	河北出版传媒集团	
	河北科学技术出版社	
地　　址	石家庄市友谊北大街330号（邮编：050061）	
印　　刷	三河市南阳印刷有限公司	
开　　本	720×1000　1/16	
印　　张	14	
字　　数	224千字	
版　　次	2016年9月第1版	
印　　次	2024年4月第2次印刷	
定　　价	68.00元	

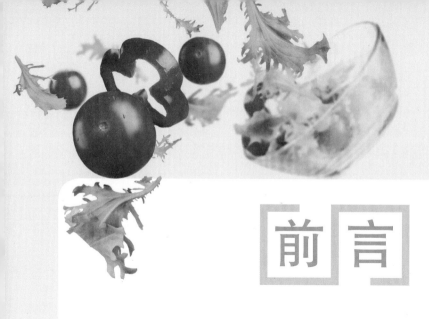

前言

　　高血压严重危害人们的身体健康，被医学界称为"健康的第一杀手"。长久以来它似乎一直是中老年人的"专有"疾病。可是随着生活环境和生活方式的改变，这一疾病正逐渐向低龄化方向蔓延，不得不引起我们的足够重视。高血压重在预防，而预防的重点就在于饮食，饮食控制是治病的基础。

　　本书汲取数千年中医养生治病精髓，打造最适合中国家庭的祛疾养生绿色方案。以食物宜忌的强烈对比为主线，能让高血压病患者对适宜和不宜食用的食材一目了然。又详细介绍了宜食食材的营养成分、对并发症的功效、搭配宜忌以及食疗降压的美食，让读者认清高血压。会吃不生病，吃对食物、选对方法，科学食疗高血压，一定会给高血压患者带来健康。

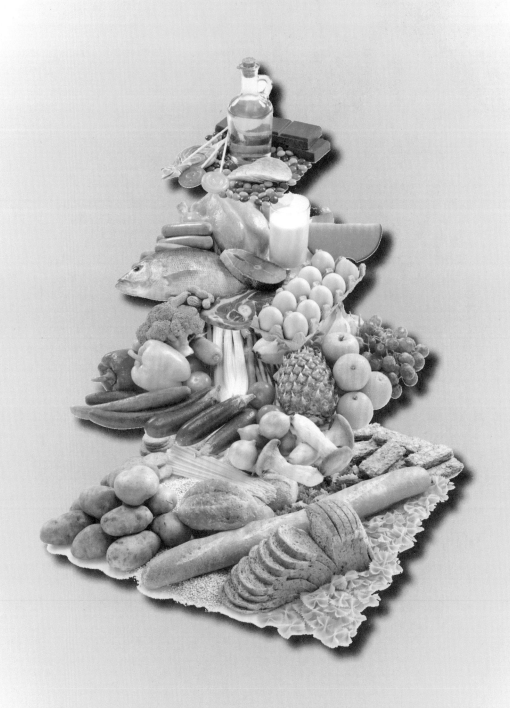

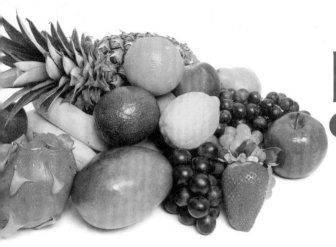

目录 CONTENTS

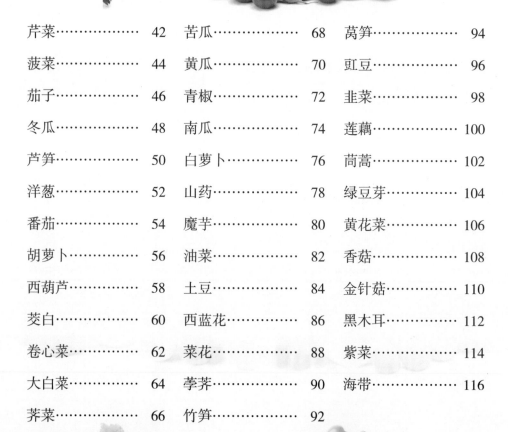

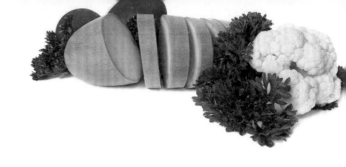

肉蛋类

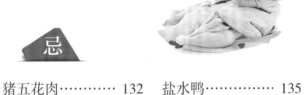

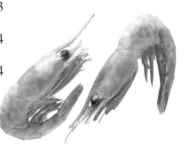

水产类

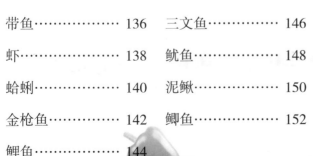

水果类

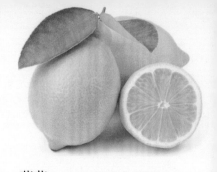

第一章

认识高血压

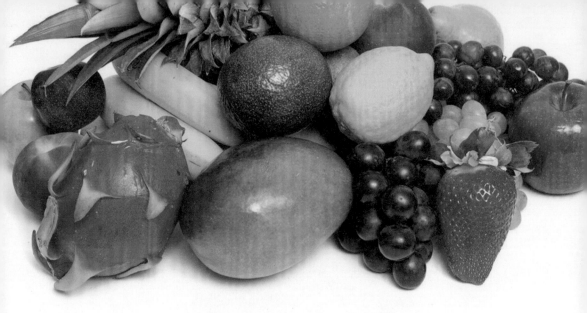

什么是高血压

　　血压指的是血液在血管中流动时对血管壁产生的压力，心脏收缩向血管送血为动脉内的压力最高，此时内壁的压力称为收缩压，也叫高压；当人的心脏舒张时，动脉血管弹性回缩时，产生的压力称为舒张压，也叫低压。

　　成人收缩压≥140毫米汞柱或(和)舒张压≥90毫米汞柱时即可确诊为高血压。收缩压介于130毫米汞柱和140毫米汞柱之间者，称为临界高血压。成人舒张压≥95毫米汞柱时，即可确诊为高血压。舒张压介于90～95毫米汞柱者，亦称为临界高血压。

　　高血压是最常见的心血管疾病，患者常伴有脂肪和糖代谢紊乱以及心、脑、肾和视网膜等器官功能性或器质性改变。

　　高血压可分为原发性高血压和继发性高血压。原发性高血压原因不明，占高血压的95％以上。继发性高血压则是由某些疾病引起的，比如肾病、先天性动脉血管疾病，约占高血压的5％。

血压升高的原因

　　生活中，我们发现：情绪激动、神经紧张、运动等因素都可以引起血压升高。国外有学者做过实验：让一组少年玩刺激的电子游戏，他们的血压都会随着游戏进行而升高，游戏过后，正常儿童肾脏排钠速度加快，血压很快恢复正常，而肥胖儿童由于肾脏排钠速度比正常儿童慢，血压恢复也慢。这个实验说明：任何人在一定的刺激下血压都会升高，但人体有自动调节功能，可使血压维持正常，如果有些因素影响身体对血压的调节能力，血压就会出现异常。

高血压发生中的几个重要环节：血容量增加，心输出量增大，血管弹性减弱和外周循环阻力增大。但同时我们也应该知道，这几个环节都是受神经-体液因素和相关脏器功能控制和调节的。

当精神处于紧张时，或者受到某些刺激时，交感神经会兴奋，血液中的肾上腺素和血管紧张素等收缩血管的物质增加，外周血管阻力增加；同时心脏也因神经-体液因素影响，心率加快，收缩力增强，使心输出量增加，血压因而升高。

如果刺激因素持续存在，比如长期从事精神高度紧张的工作，或者处于高度刺激的环境中，或者情绪长期处于忧郁、悲愤状态，体内的肾上腺皮质激素分泌就会增加，调节肾脏减少排钠，增加对水的重吸收，使血容量增加，维持血压在较长时间处于高水平。但身体有相应的神经-体液因素控制，可使血压不会升得过高，并且在刺激因素消除后，很快会恢复正常。

血压升高时，中枢系统通过神经反射和自主神经调节，控制着心率和心肌收缩力，进而影响心输出量，并通过外周血管平滑肌的舒缩活动，改变管径大小，降低血液循环的外周阻力，从而使血压降低。比如，当我们做下蹲动作时，下肢血管受阻，血流减少，而头颅位置下降，血压上升，上升的血压被颈动脉感受器感受到，反射性地降低心输出量，扩张外周血管，血压降低，不使过高的血压作用于脑血管。血压升高本身可以使肾脏排钠排尿增加；血压升高还可反馈调节肾上腺皮质激素的水平和血管加压素的水平，通过激素作用，肾脏加快排钠排尿，调节血容量，使血压恢复正常。

可是，高血压病患者的血压却长时间高于正常值，这说明身体对血压的调节能力有了变化。虽然还不完全了解这些变化的发生机制，但研究已经证实和以下因素有关：

1.遗传因素

高血压病的发生有明显的家族性，父母有高血压病，子女发生高血压病的可能性就大；在父母都有高血压病的家庭里，同样的生活环境中，亲生子女的高血压病患病率高过领养子女。研究发现，部分人的血管对血管收缩因素天生敏感，对钠的代谢调控能力低。说明高血压病的发生与遗传有关。

2.精神-神经因素

长期处于高度紧张状态，长期受忧郁、恐惧、悲伤等不良情绪影响，在应激环境中生活等，使血管平滑肌长期处于收缩状态，可能导致血管平滑肌代偿性地增生。血管壁的平滑肌肌层增厚，则对收缩因素更为敏感。加上肾上腺皮质激素长期分泌增加，血容量增多，血压可能长期升高。

3.钠、钾、钙离子代谢异常

长期过多摄入钠的人以及钾离子和钙离子缺乏的人容易患高血压病。这些离子在体内的代谢是相关联的。

4.年龄、生活习惯因素

即使是家族倾向十分明显的人，也很少生下来就有高血压病。高血压病的发病趋势也是与年龄相关的，年龄越大得高血压病的概率就越大。但是外界因素和生活习惯可以让这些因素发挥作用更大、更早、更明显。比如一个双亲都患高血压病的男性，如果他从小就口味重(吃盐多)，又长期处于精神高度紧张的状态中，情绪容易受外界因素影响，长期郁闷；平时喜欢吃油炸类快餐，喜欢喝大量含糖饮料；体重比较重又从事办公室内的工作，不喜欢活动，那么，他极有可能较早地患高血压病，甚至可能在童年就开始患病。相反，如果从小就注意，减少钠的摄入，控制体重，适当运动，注意调节自己

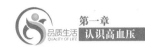
的情绪，他也可能长期保持血压正常，甚至不患病，或者病情较轻。

由于高血压病的发生机制十分复杂，目前还不能从根本上消除致病因素。所以针对高血压病的发生，现代医学强调改变生活方式和个性化的治疗方案，以控制血压，减少并发症的发生。

高血压对脏器的危害

高血压病严重地危害人们的健康和生命，它不仅是一种独立的疾病，同时又作为心脑血管疾病的重要危险因素，导致心、脑、肾、血管、眼底的结构和功能的改变和损害，引起相关疾病的发生(表1-1)。

表1-1　高血压导致重要器官的损害及后果

损害器官	常见并发症
心	冠心病、左心室肥厚、心脏扩大和心力衰竭
脑	一过性脑缺血、脑卒中(缺血性和出血性)
肾	肾小动脉硬化、肾萎缩和肾功能不全
周围血管	动脉粥样硬化
眼	眼底出血、失明

1.心脏

高血压会增大人体外周动脉的阻力，使左心室的射血负荷加重，导致心脏需要以更大的压力把血液输送到人体的各个器官。心脏如此长期加大负荷地进行工作，会使左心室变得肥厚、扩张，最终可导致心脏因不堪重负而发生心力衰竭。临床调查发现，有一半以上因高血压引发的心力衰竭患者会在发病后5年内死亡。

2.脑

由于脑血管比较薄弱(发生动脉硬化的脑内小动脉尤为脆弱)，因此一旦血压增高，脑血管极易破裂出血(出血常发生在内囊或基底结处)，造成脑卒中。脑卒中患者的病死率很高。临床调查发现，未经治疗的高血压患者中有1/3会死于脑卒中，即使这些患者能够度过脑卒中的急性期，也往往会留下偏瘫等后遗症。

3.肾脏

高血压可引起肾细小动脉硬化，导致肾功能迅速减退，使患者出现尿频、夜尿增多等症状。做尿常规检查时可见其尿液中有蛋白质、红细胞和管型(蛋白质凝聚在肾小管腔中所形成的一种圆柱状物质)。这些症状会随着患者病程的进展而逐渐明显，到该病的终末期时，可发展为尿毒症。另外，肾脏的病变会反作用于血压，使高血压变得更难控制。未经治疗的高血压病患者中有10％~15％的人会死于肾衰竭。

4.眼底

高血压病的早期患者可出现眼底病变，如视网膜动脉发生痉挛、变细等，进而会使眼底出现小动脉硬化，使眼底动脉呈银丝状，出现交叉压迫等症状。这时患者的视力会明显的减退，甚至可出现血性渗出物和视盘水肿等症状。

5.大动脉

高血压还可直接累及大动脉，使大动脉内膜的脂质沉积，最终可导致动脉粥样硬化的形成，因此高血压病人常并发有冠心病。另外，若高血压累及主动脉，使其形成夹层动脉瘤，那么该病患者会因夹层动脉瘤破裂而迅速死亡。

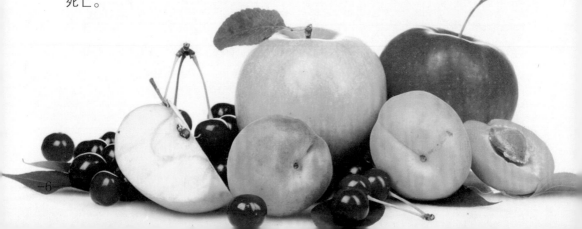

易患高血压的人群

1.家人中有高血压患者

高血压有家庭易性，高血压患者的直系血亲患病概率比较大，这与基因有关，即高血压有遗传性；夫妻之间往往会得相同的病症，这一点不仅是针对高血压患者，糖尿病、高血脂、癌症等也会出现夫妻同命运的情况，这是由共同的生活习惯所导致的。

2.肥胖者

肥胖的人更容易患高血压。尤其是男性腰围大于90厘米、女性腰围大于80厘米的中心性肥胖者，脂肪已经在内脏和皮下堆积，会阻止胰岛素的降压作用。

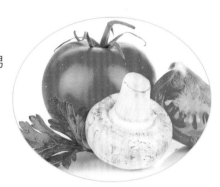

3.食盐多者

食盐的主要成分是氯化钠，食盐摄入过多会导致细胞外液增多，使钠和水潴留，细胞间液和血容量增加，同时回心血量、心室充盈量和输出量均增加，这都可使血压升高。

4.吸烟及酗酒者

酗酒或者长期饮酒过量，对血压影响也比较大。酒精可以产生大量热量，引起血糖不正常的波动，同时也会加速脂肪在内脏的堆积。

5.精神压力大、情绪波动大者

不良心理因素可引起高血压，社会环境因素、工作环境、家庭状况、文化程度、经济状况、个人性格、心理承受力对血压有相当的影响。争强好胜、脾气急躁、缺乏耐心的人易患高血压，长期工作劳累、精神紧张、睡眠不足、焦虑抑郁等，特别是从事高危和精神紧张职业的人，引发高血压的

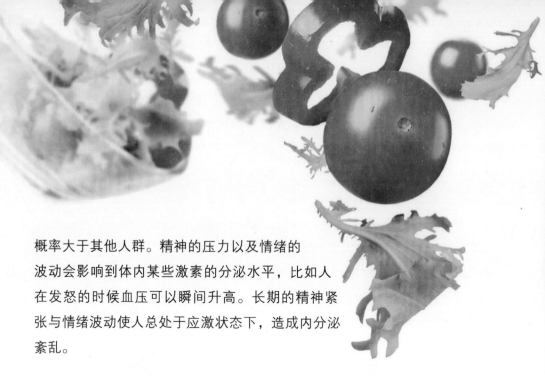

概率大于其他人群。精神的压力以及情绪的
波动会影响到体内某些激素的分泌水平，比如人
在发怒的时候血压可以瞬间升高。长期的精神紧
张与情绪波动使人总处于应激状态下，造成内分泌
紊乱。

6.生过巨大胎儿的妇女以及低体重的初生儿

生育4千克以上婴儿的妇女和出生体重低于3千克的婴儿都易患高血压。

7.代谢综合征患者

肥胖者，以及高血糖、高血脂、血液黏稠度高、脂肪肝、高尿酸血症者
都易患高血压。

如何进行正确的血压测量

把血压控制在一定范围内，不但能延缓靶器官的损害，而且能够降低脑
卒中、冠心病和心脏性猝死的发生率。而经常、准确地了解血压值及波动情
况，是有效控制血压的基础。由于血压的特点有明显波动性，需要通过非同
日的多次反复测量才可判断血压升高是否为持续性。目前使用以下三种方法
评价血压水平。

1. 诊所偶测血压

诊所偶测血压是目前临床诊断高血压和分级的标准方法，由医护人员在

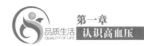

标准条件下按统一的规范进行测量。具体的要求如下：

(1)测量血压的环境应安静、温度适当。测量前至少休息5分钟。测前半小时禁止吸烟，禁饮浓茶或咖啡，小便排空。避免紧张、焦虑、情绪激动或疼痛。

(2)被测者一般采取坐位，测右上臂，全身肌肉放松；不应将过多或太厚的衣袖推卷上去，挤压在袖带之上。肘部应置于心脏同一水平上。

(3)袖带的气囊应环绕上臂的80%，袖带下缘应在肘弯上2.5厘米。将听诊器胸件置于袖带以远肘窝处肱动脉上，轻按使听诊器和皮肤全面接触，不能压得太重。

(4)测量时快速充气，气囊内压力应达到使手腕桡动脉脉搏消失，并再升高30毫米汞柱然后缓慢放气，使水银柱以恒定的速度下降(2~5毫米汞柱／秒)。以听到第1个响声时水银柱凸面高度的刻度数值作为收缩压；以声音消失时的读数为舒张压。儿童及妊娠、严重贫血或主动脉瓣关闭不全等情况下，听诊声音不消失，此时改定为以变音为舒张压。取得舒张压读数后，快速放气至零(0)水平。

(5)应重复测2次，每次相隔2分钟。取2次读数的平均值记录。如果2次读数的收缩压或舒张压读数相差大于5毫米汞柱，应再隔2分钟，测第3次，然后取3次读数的平均值。

2.自我测量血压

自我测量血压是受测者在家中或其他环境里给自己测量血压，简称自测血压。自测血压有以下六大意义：

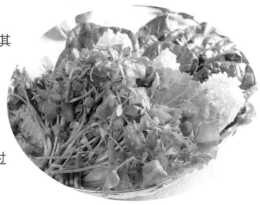

(1)区别持续性和"白大衣"高血压。在家中自测的血压值不应超过135毫米汞柱/85毫米汞柱。

(2)评估抗高血压药物的疗效。

(3)改善病人对治疗的依从性。

(4)可能降低治疗费用。

(5)自测血压具有时间上的灵活性。例如，部分高血压病患者血压多在5~6点或19~20点升高，依靠诊室偶测血压易漏诊，而自测血压易于发现这部分患者。

(6)可经常性观测。随时了解治疗中血压的变化，为诊疗提供更加完善的资料。

自测血压的具体方法与诊所偶测血压基本上相同。可以采用水银柱血压计，但必须培训柯氏音听诊法。一般推荐使用符合国际标准的上臂式全自动或半自动电子血压计。不推荐使用手腕式和指套式电子血压计。自测血压时，也以2次读数的平均值记录，同时记录测量日期、时间、地点和活动情况。一般而言，自测血压值低于诊所血压值。目前尚无统一的自测血压正常值，推荐135毫米汞柱/85毫米汞柱为正常上限参考值。

3. 动态血压监测

动态血压监测应使用符合国际标准(BHS和AAMI)的监测仪。受测者处在日常生活状态下。测压间隔时间15~30分钟，白昼与夜间的测压间隔时间尽量相同。一般监测24小时，如果仅作诊断评价，可以只监测白昼血压。

动态血压监测提供24小时、白昼与夜间各时间段血压的平均值和离散度，能较敏感、客观地反映实际的血压水平、血压变异性和血压昼夜节律，与靶器官损害以及预后比诊所偶测血压有更密切的关系。

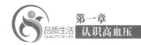
如何选择血压计

常用的血压计有水银柱式血压计、气压表式血压计和电子血压计三种。

最好选用水银柱式血压计，因为其准确性和可靠性较高。使用时水银必须足量，刻度管内的水银凸面应正好在刻度0，使用完毕后一定要将开关关好，勿使水银漏出。缺点是较重，携带不方便，且要用听诊器来听，听力不好者则无法使用。

气压表式血压计(又称无液测压计)，形如钟表，用表头的机械动作来表示血压读数，其余部分与水银柱式血压计相同，其准确度不如水银柱式血压计，一般需要每6个月与水银柱式血压计校准一次。气压表式血压计优点是携带方便，操作简单。缺点是测血压的准确度不如水银柱式血压计，且维修也较困难，刻度数字较小，听力、视力不好的老人使用较困难。

电子血压计较轻巧，携带方便，操作也简单，若能正确使用，应该与传统的水银柱式血压计一样准确，但受条件影响较大，如周围噪声、袖带移动及摩擦等因素影响，所测得血压与实际血压有误差，因此，必须经常与水银柱式血压计校准，同时应规范操作，免除干扰。

高血压患者不同情况下的饮食建议

食疗不是简简单单吃吃喝喝，也需要因时、因地、因人而异，对高血压患者来说也是如此。以下是对不同情况下的高血压患者的饮食建议：

失眠、烦躁、健忘者

失眠、烦躁、健忘的人可通过食疗补磷、补钙，同时食用有助眠作用的食物。

含钙多的食物有：大豆、牛奶、油菜、鲜橙、牡蛎等。

含磷多的食物有：菠菜、栗子、葡萄、鸡肉、土豆、鸡腿菇、蛋类等。

有助眠作用的食物：桂圆、桑葚、酸枣仁(药食两用)、小米、莲子等。

神经衰弱者

神经衰弱的高血压患者多吃含卵磷脂多的鱼类，最好是吃蒸鱼，同时再加点绿叶蔬菜，因为蔬菜富含维生素，有安定神经的作用。

易疲劳者

易疲劳者平时可以嚼一些有滋补作用的坚果，如花生、杏仁、腰果、胡桃；以及富含高蛋白、脂肪含量低的海产品，如蛤蜊、牡蛎、金枪鱼等；草莓、猕猴桃等水果也有不错的补虚作用。

压力过大者

维生素C具有平衡心理压力的作用。当承受强大心理压力时，身体会消耗比平时多8倍的维生素，所以要尽可能地多摄取富含维生素C的食物，如清炒菜花、苦瓜炒肉、鲜枣、猕猴桃等。

脾气不好者

脾气不好的人要注意多吃一些有平肝作用和富含钙的食物，脾气不好一般都是肝火比较旺，或是体内钙质不足，比较容易激动。绿豆汤、菊花茶、黄瓜、萝卜等都有一定的平肝作用。钙具有安定情绪的作用，牛奶、乳酸、奶酪、虾皮、大豆等食物都含有较丰富的钙，平时多吃一些，可以在一定程度上稳定情绪。

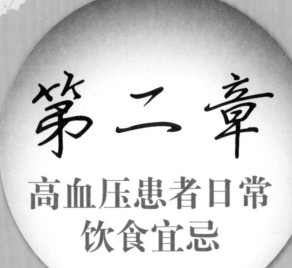

第二章

高血压患者日常饮食宜忌

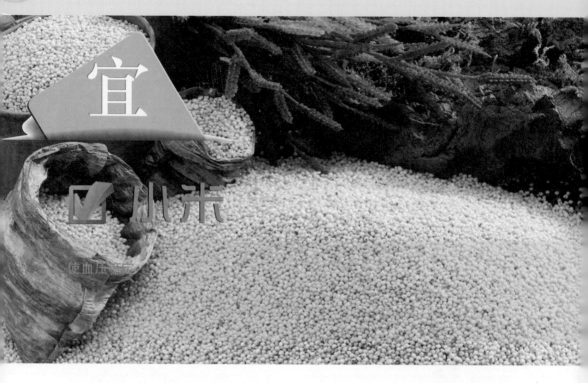

谷物类

宜 ☑ 小米

使血压稳定

降压营养素

维生素E、镁。

小米中丰富的维生素E，能提高钙的吸收率，使人体中的钙离子浓度增加，可以强化、扩张动脉血管，有助于降低血压。而且，钙能增加尿钠排出，减轻钠对血压的不利影响，有利于降低血压。并且维生素E可以保障体内一氧化氮的供应，一氧化氮能显著调节血压，使血压稳定。小米中的镁是腺苷酸环化酶的激活剂，能引起血管扩张，还能减少应激诱导的去甲肾上腺素的释放，轻、中度高血压患者补充镁能使血压下降。

对并发症的防治作用

小米中含有丰富的B族维生素，补充足量的B族维生素，可以降低同型半胱氨酸的水平，可明显降低心脑血管病的发病风险，并把患癌症的可能性降低，还能降低老年性痴呆症的发病率，并能有效减少患糖尿病及其并发症的可能性。

相宜搭配

小米+红糖=益气补血

小米+黄豆=提高蛋白质的利用率

小米+胡萝卜=保护眼睛，滋养皮肤，延缓衰老

小米+肉类=蛋白质更均衡

饮食调养

小米红枣粥

原料

山药150克，小米100克，红枣8枚，冰糖少许。

做法

① 山药去皮，切成小块，放入水中。

② 小米洗净备用，红枣洗净沥干水分。

③ 锅里加5碗水，大火烧开，下入山药、小米、红枣，再次煮沸，转小火，撇去浮沫，煮至粥黏稠，倒入冰糖，再煮至冰糖融化即可食用。

用法

分2次食用。

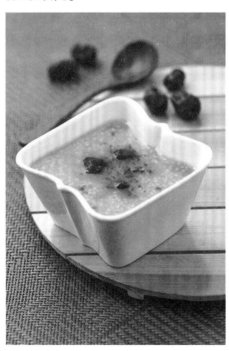

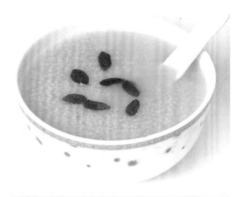

枸杞小米粥

原料

小米100克，枸杞15克，白砂糖10克。

做法

① 将枸杞去杂质、果柄后洗净。

② 小米去泥沙后淘洗干净。

③ 将小米、枸杞放入炖锅内，加入800毫升清水，置武火上烧沸，再在文火上煮30分钟，加入白砂糖即成。

用法

分2次食用。

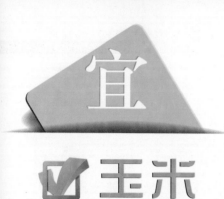

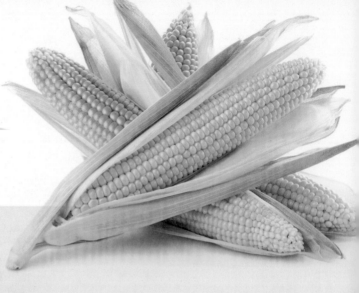

宜

☑ 玉米

避免因钠过高导致的血压升高

降压营养素

植物纤维素、维生素E。

玉米中所含较多的植物纤维素，可以吸附饮食中的钠离子，并促进其排出体外，从而避免因钠过高导致的血压升高。维生素E能提高钙的吸收率，使人体中的钙离子浓度增加，钙浓度的增加，可以使血压下降。并且维生素E可以保障体内一氧化氮的供应，一氧化氮能显著调节血压，使血压稳定。

对并发症的防治作用

玉米中含有丰富的不饱和脂肪酸，尤其是亚油酸的含量高达60%以上，它和玉米胚芽中的维生素E协同作用，可降低血液胆固醇浓度并防止其沉积于血管壁。因此，玉米对冠心病、动脉粥样硬化、高脂血症有一定的预防和治疗作用。

相宜搭配

玉米+松子=提高免疫力

玉米+小麦=提高蛋白质吸收率

玉米+豇豆=降脂降压，健脾和胃

玉米+山药=营养均衡

玉米+黄豆=营养互补

玉米+橘子=促进维生素吸收

玉米+花菜=减肥通便

玉米+洋葱=生津止渴，降脂

饮食调养

黄金小窝头

原料

玉米面100克，面粉50克，黄豆粉30克，奶粉20克，酵母适量。

做法

1. 酵母用温开水化开，搅拌均匀备用。
2. 将所有食材放入盆中，一边加酵母水和清水，一边搅动，成絮状后揉成面团，盆口包上保鲜膜，静置半小时。
3. 将面团分成大小相同的剂子，取剂子捏成圆锥体，捏的时候用拇指在底部戳一个窝。
4. 锅中加适量清水，煮沸后放入窝头生坯武火蒸15分钟即可。

用法

分2次食用。

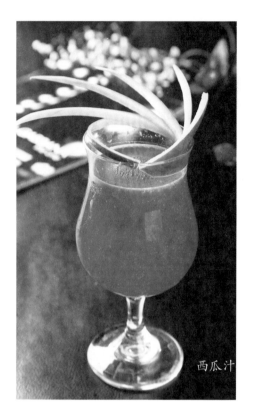

西瓜汁

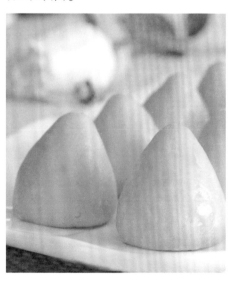

西瓜玉米汁

原料

新鲜玉米2根，西瓜适量。

做法

1. 玉米洗净后放入锅中煮熟，掰下玉米粒备用。
2. 西瓜取瓤，与玉米粒和适量水入榨汁机中，榨成汁即可。

用法

分2次食用。

宜

☑ 薏米

扩张血管

降压营养素

维生素E、镁。

薏米中含有油酸、亚油酸，促进前列腺素合成，前列腺素具有抗血栓、抗凝血与扩张血管的作用，能维持血液流通顺畅，降低动脉压。薏米中维生素E和镁的含量也比较高，可以通过促进人体合成氮氧化合物及排钠作用使血压降低。

对并发症的防治作用

常食薏米可以增强人体的免疫力，并可以防治糖尿病。薏米含有丰富的水溶性膳食纤维，可以抵制人体对脂肪和胆固醇的吸收，对于预防高血脂和肥胖有效。

相宜搭配

薏米+南瓜=减肥通便

薏米+绿豆=清热解渴，补肺，健脾胃，祛风湿，消水肿

薏米+冬瓜=降压减脂，清暑利湿

薏米+红豆=利水消肿，降脂降糖

薏米+白果=健脾除湿

薏米+香菇=健脾利湿，理气化痰

薏米+鲜奶=嫩肤去斑

薏米+腐竹=降低血脂

薏仁+核桃=治尿频、遗精、大便溏泻、五更泻

薏米+羊肉=健脾补肾，益气补虚

薏仁+南瓜子=健脾利水，消肿散瘀

饮食调养

薏米冬瓜汤

原料

冬瓜300克，薏米20克，大葱10克，姜5克，盐2克，植物油15克。

做法

1. 将薏米去杂质，洗净。
2. 冬瓜洗净，带皮切成块。
3. 姜拍碎，葱切成段。
4. 将锅置武火上烧热，加入植物油，待油烧至六成热，加入姜末、葱段爆香，再加入薏米、盐及1000毫升清水煮35分钟。
5. 最后加入冬瓜块煮熟即成。

用法

分2次食用。

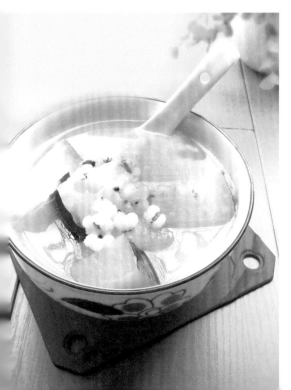

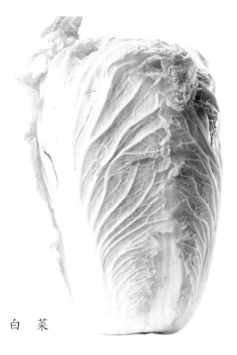

白　菜

薏米白菜汤

原料

白菜300克，薏米20克，大葱10克，姜5克，盐2克，植物油10克。

做法

1. 将薏米去杂质，洗净。
2. 白菜洗净，切成6厘米长的段。
3. 姜拍碎，葱切成段。
4. 将锅置武火上烧热，加入植物油，待油烧至六成热，加入姜末、葱段爆香。
5. 再加入薏米及1000毫升清水煮35分钟，最后加入白菜煮熟，盐调味即可。

用法

分2次食用。

宜

☑ 糙米

排钠降压

降压营养素

膳食纤维、镁、维生素E、钾。

糙米中含有大量的膳食纤维，膳食纤维具有吸附钠的作用，并且能随粪便排出体外，使体内钠的含量降低，从而达到降血压的目的。糙米中镁的含量也比较高，镁能稳定血管平滑肌细胞膜的钙通道，激活钙泵，泵入钾离子，限制钠内流，还能减少应激诱导的去甲肾上腺素的释放，从而起到降低血压的作用。糙米中维生素E和钾的含量也很可观，对于平稳血压有很好的作用。

对并发症的防治作用

丰富的膳食纤维可以吸附人体内的脂肪和胆固醇，促进其排出体外，减少肠道对它们的吸收，起到预防高脂血症和肥胖的作用。丰富的B族维生素，可以明显降低心脑血管病、老年性痴呆症、糖尿病及其并发症的发病风险。维生素E和钾可以保护和修复血管，对于预防心血管疾病有很好的帮助。

相宜搭配

糙米+白米=补充营养成分

糙米+罗汉果=降脂，排毒

糙米+芹菜=降脂，增强体力

糙米+青豆=降血压，降血脂

饮食调养

糙米粥

原料

糙米30克，山药50克，红枣10克。

做法

1. 糙米洗净晾干后，入无油锅中翻炒至黄褐色；山药洗净切小块；红枣洗净备用。

2. 另取砂锅，倒入水，加入红枣、炒好的糙米、山药块，大火煮开，小火焖5分钟即可。

用法

1次食用。

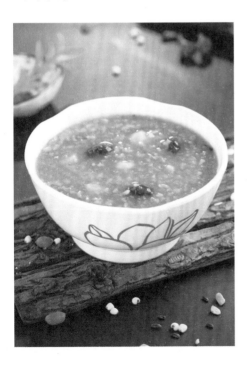

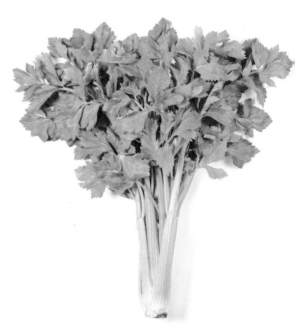

芹 菜

糙米芹菜瘦肉汤

原料

糙米30克，芹菜50克，猪瘦肉50克，葱段、姜片各10克，盐、香油各少许。

做法

1. 糙米淘洗干净，用清水浸泡1小时。

2. 芹菜洗净，切成菱形块；猪瘦肉洗净，切块。

3. 砂锅置火上，放入葱段、姜片、糙米、猪瘦肉，倒入2000毫升清水，大火烧开后转小火煮1小时，加入芹菜煮至透明，用盐调味，淋上香油即可。

用法

1次食用。

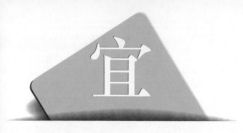

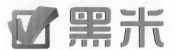

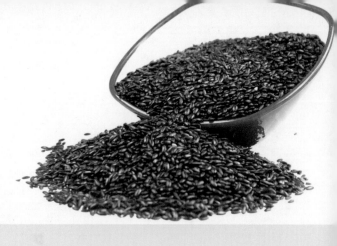

松弛血管，从而促进血液流动和防止高血压

降压营养素

烟酸、镁、花青素。

黑米中的镁能稳定血管平滑肌细胞膜的钙通道，激活钙泵，泵入钾离子，限制钠内流，还能减少应激诱导的去甲肾上腺素的释放，从而起到降低血压的作用。黑米中烟酸的含量非常高，烟酸能扩张血管，促进血液循环，降低血压。黑米中的花青素，可以松弛血管从而促进血液流通，还能防止肾脏释放出的血管紧张素转化酶所造成的血压升高，黑米是高血压患者非常适合的主食之一。

对并发症的防治作用

烟酸降低体内胆固醇和甘油三酯含量，增加高密度脂蛋白，有效防治高脂血症，且黑米中丰富的B族维生素可以帮助高血压患者显著降低心脑血管病的发病概率，并能减少糖尿病的出现概率。黑米中的花青素能强化血管功能，保护身体的各个器官，尤其是它还能促进视网膜细胞中的视紫质再生，对于预防眼底病变非常有好处。

相宜搭配

黑米+粳米=开胃补虚

黑米+花生=补血养颜

黑米+酸枣=解烦，治虚劳

黑米+黑芝麻=补肝肾，乌须黑发，养颜美容

黑米+大米=开胃益中，健脾明目

黑米+银耳=滋阴润肺，滋补脾胃

黑米+山药=健脾补肺，益胃补肾

黑米+苹果=调理肠胃，降脂降糖

黑米+红薯=抗衰老，延寿

饮食调养

桂圆莲子黑米粥

原料

桂圆20克，莲子25克，黑米100克，冰糖5克。

做法

1. 黑米洗净后浸泡一夜或8小时以上。
2. 桂圆去皮、去核；莲子洗净、泡软备用。
3. 锅中加适量清水，倒入黑米、莲子、桂圆，武火煮沸后改文火煮至九成熟。
4. 加冰糖调味，继续熬煮成粥即可。

用法

分2次食用。

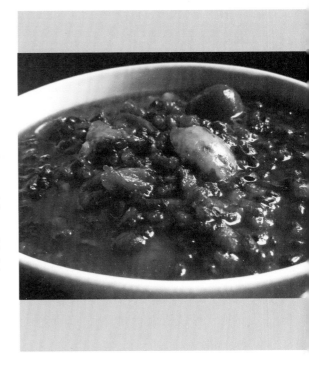

山楂黑米粥

原料

山楂10克，黑米100克。

做法

1. 山楂洗净，去核切片。
2. 黑米淘洗干净。
3. 把黑米放锅内，加入山楂，加水800毫升。
4. 把锅置武火上烧沸，文火上煮55分钟即成。

用法

1次食用。

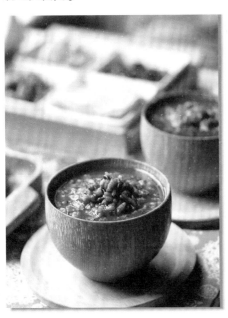

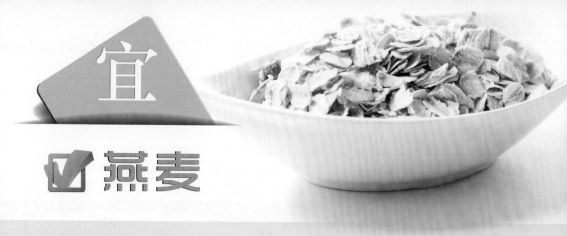

宜

✓ 燕麦

降低钠含量，扩张血管

膳食纤维、维生素E。

燕麦中丰富的膳食纤维可以吸附饮食中的钠元素，并促进它排出体外，使体内钠的含量降低，从而辅助降血压。燕麦中含有丰富的维生素E，维生素E可使末梢血管扩张，从而降低血压。

对并发症的防治作用

维生素E可抑制眼睛晶状体内的过氧化脂反应，可防治眼底发生病变。且常食燕麦可以有效降血脂，有很好的减肥功效，燕麦是非常适合高血压患者食用的主食之一。

相宜搭配

燕麦+香蕉=改善睡眠

燕麦+绿豆=控制餐后血糖

燕麦+虾=有利于牛磺酸的合成

燕麦+南瓜=降低血脂

燕麦+山药=延年益寿

燕麦+牛奶=营养均衡

燕麦+香芋=健脾益气，养胃润肠，补虚止汗

饮食调养

燕麦玉米粉粥

原料

玉米面50克，燕麦50克。

做法

1. 将燕麦淘洗干净，放入冷水中浸泡2小时。
2. 将泡好的燕麦捞起沥干水分，放入锅内，加入适量水，煮至米粒开花。
3. 玉米面用冷水调匀，将稀玉米糊缓缓倒入燕麦粥内，用勺不断搅匀。
4. 待玉米糊烧沸后，改用小火熬煮15分钟即可盛起食用。

用法

分2次食用。

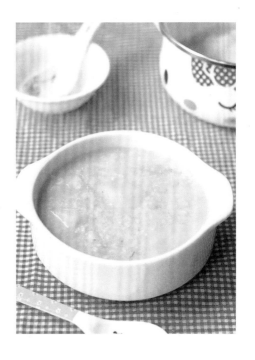

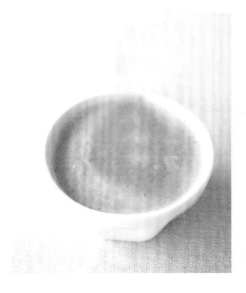

苹果燕麦粥

原料

燕麦片100克，苹果100克。

做法

1. 苹果洗净，切成小丁；燕麦片淘洗干净。
2. 锅置火上，加适量清水烧沸，放入燕麦片煮成稠粥，放入苹果丁即可出锅。

用法

分2次食用。

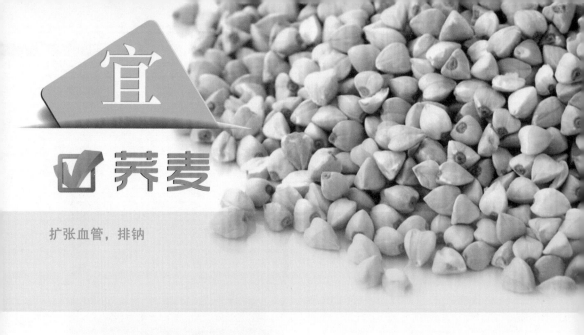

宜

☑ 荞麦

扩张血管，排钠

降压营养素

烟酸、膳食纤维。

烟酸能扩张血管，降低体内胆固醇和甘油三酯含量，增加高密度脂蛋白，促进血液循环，从而起到降低血压的作用。膳食纤维具有吸附钠的作用，并且能随粪便排出体外，使体内钠的含量降低，从而达到降血压的目的。

对并发症的防治作用

荞麦含有丰富的维生素E和可溶性膳食纤维，同时还含有烟酸和芦丁(芸香苷)，芦丁有降低人体血脂和胆固醇、软化血管、保护视力和预防脑血管出血的作用。它含有的烟酸成分能促进机体的新陈代谢，增强解毒能力，可以增强血管壁的弹性、韧度和致密性，故具有保护血管的作用。并有扩张小血管和降低血液胆固醇的作

用。荞麦还含有丰富的镁，能促进人体纤维蛋白溶解，使血管扩张，抑制凝血块的形成，具有抗栓塞的作用，也有利于降低血清胆固醇。

荞麦升糖指数低，且荞麦所含的铬、镁、锌、维生素E，有助于维持血糖稳定。

所以，常食荞麦有助于高血压患者防治高脂血症和糖尿病。

相宜搭配

荞麦+酸奶=预防血脂异常

荞麦+鸡蛋=维持皮肤健康

荞麦+粳米=均衡营养

荞麦+山药=延年益寿

荞麦+面粉=营养更全面

荞麦+牛奶=营养均衡

荞麦+羊肉=寒热互补

饮食调养

毛豆荞麦粥

原料

荞麦50克，毛豆30克，盐1克，高汤100克。

做法

1. 将荞麦、毛豆淘洗干净，分别用冷水浸泡2～3小时。
2. 将毛豆仁取出洗净。
3. 将荞麦捞出沥干水分后下入锅内，加入高汤和适量冷水，先用旺火烧沸，放入毛豆仁再煮沸，然后转小火煮至烂熟。
4. 加盐调好味，即可盛起食用。

用法

1次食用。

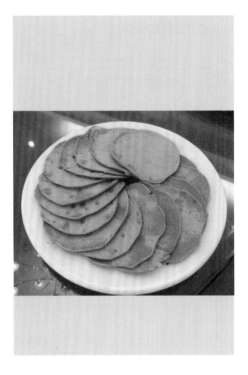

荞麦饼

原料

荞麦面150克，面粉50克，鸡蛋1个，植物油适量。

做法

1. 先将鸡蛋磕入碗中，按顺时针方向连续搅30次，备用。
2. 将荞麦面、面粉混合均匀，加清水适量，边搅拌边调入鸡蛋汁，制成面团。
3. 将面团做成面饼，平底锅中倒入植物油，油烧热后，放入面饼煎熟即可。

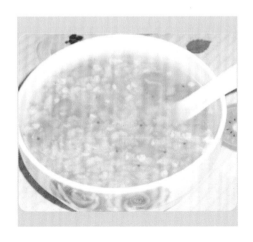

用法

分2次食用。

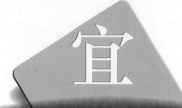

宜 ☑ 黄豆

软化血管，畅通血液

降压营养素

钾、膳食纤维、维生素E。

黄豆富含丰富的钾，钾能促进钠的排出，扩张血管，降低血压。钾对血管的损伤有防护作用，有助于减少降压药的用量；还能预防血管硬化，维持良好的血管环境，减少脂质附着，软化血管。黄豆的膳食纤维含量在五谷中最高，膳食纤维可以加速人体对钠的排出，并可减少肠道压力，对抗高钠导致的高血压。黄豆中的维生素E含量非常高，每天进食40克黄豆，就能满足一天的需要量，充足的维生素E可以保障人体合成足够的氮氧化合物来调节血压，且还能软化血管，畅通血液，降压效果很明显。

对并发症的防治作用

膳食纤维可以加速人体对胆固醇的排出，对于防治高血脂和肥胖有很重要的作用。黄豆中还含有胰蛋白酶抑制剂，适量吃黄豆可以防治糖尿病的发生发展。维生素E能抑制脂质过氧化及低密度胆固醇形成自由基，改善血液循环、保护组织、降低胆固醇，防治动脉粥样硬化、高血压及高脂血症的发生发展。

相宜搭配

黄豆+小米=营养更均衡

黄豆+香菜=健脾宽中，祛风解毒，增强免疫力，强身健体

黄豆+茄子=降压减脂，保护血管

黄豆+红枣=补血养颜

黄豆+牛蹄筋=预防颈椎病

黄豆+茼蒿=缓解更年期综合征

黄豆+小麦=营养互补

黄豆+黑木耳+红枣=益气，养血，增智

拌黄豆

原料

黄豆100克，芹菜250克，彩椒丁20克，蒜末6克，米醋、酱油各5毫升，葱、姜、大料各5克，芝麻油、盐各适量。

做法

① 黄豆洗净，放入清水中浸泡3小时，捞出备用。

② 锅中加适量清水，倒入泡好的黄豆，放入葱、姜和大料，加少许盐，煮熟后捞出晾凉。

③ 芹菜洗净、切丁、焯水、过凉，捞出沥去水分。

④ 将黄豆和芹菜丁放入碗中，依次淋入芝麻油、米醋和酱油，放入彩椒丁和蒜末，加少许盐，一起拌匀即可。

用法

分2次食用。

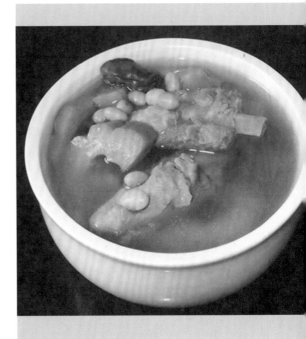

黄豆排骨汤

原料

黄豆100克，猪排骨500克，苦瓜150克，蚝豉7~8只，生姜4片，蜜枣2枚，精盐适量。

做法

① 苦瓜剖开去囊籽，切厚片，黄豆、蚝豉洗净用温水浸泡。猪排骨用盐腌1~2小时。

② 汤锅中加水2500毫升，大火烧开。

③ 将备好的材料全部放入锅中，改小火煲2小时，放盐调味即可。

用法

每次食黄豆50克左右，排骨150克左右。

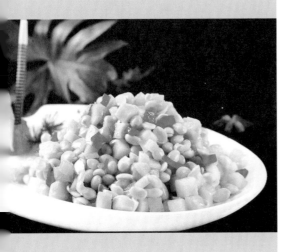

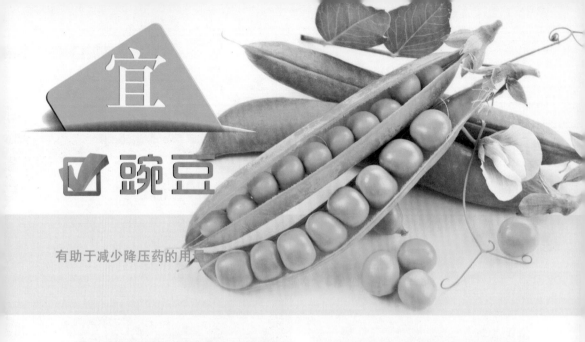

宜

☑ 豌豆

有助于减少降压药的用量

降压营养素

维生素E、镁、钾。

豌豆中含有丰富的维生素E，维生素E可以保障体内一氧化氮的供应，一氧化氮能显著调节血压，使血压稳定。并可促进人体对钙的吸收，间接强化、扩张动脉血管，降低血压，且维生素E因其强大的抗氧化能力，可以清洁血管，消除血管上的过氧化脂质，软化血管，促进血液畅通，从而降低血压。豌豆中含有丰富的镁，饮食中缺少镁的人血压易偏高，轻、中度高血压者补充镁能使血压下降。100克豌豆中钾的含量为823毫克，是名副其实的高钾食物，因其排钠作用，可以有效对抗高钠引起的高血压，并对血管的损伤有保护作用，有助于减少降压药的用量。

对并发症的防治作用

豌豆中丰富的维生素E和钾，可以对血管实现有效的保护，防治血管发生硬化，并能促进脂质代谢，减少高脂血症的发病率。丰富的镁，可以保护心脏，防止结石病的发生。

相宜搭配

豌豆+面粉=防止便秘，有清肠作用

豌豆+猪肉=利尿，止泻，消肿，止痛，助消化

豌豆+猪肝=补血，利尿，清热解毒，明目

豌豆+香菜=利湿，止吐，健脾和胃

豌豆+竹笋=清热解毒，祛瘀降脂

豌豆+大麦=降糖消暑

豌豆+蘑菇=改善食欲不佳

饮食调养

茄子炒豌豆

原料

茄子250克，豌豆100克，植物油10克，彩椒丁、盐各适量。

做法

① 豌豆洗净，放入锅中，加适量清水，煮沸后继续煮5分钟，捞出备用。

② 茄子洗净，切成小滚刀块。

③ 锅中加适量植物油，烧热后放入彩椒丁，再放入茄子块翻炒至变色。

④ 将豌豆倒入锅中，加适量盐调味，继续翻炒1分钟。

⑤ 锅中加少许清水，继续翻炒至熟即可。

用法

分2次食用。

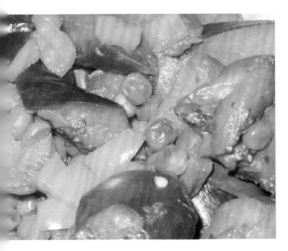

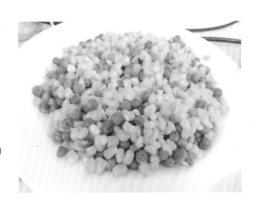

豌豆烧玉米

原料

嫩玉米250克，豌豆250克，葱、蒜各15克，植物油、芝麻油、酱油、料酒、淀粉、盐各适量。

做法

① 将豌豆洗净，倒入开水中略煮，捞出沥去水分备用。

② 将嫩玉米粒用刀割下来，洗净备用。

③ 葱、蒜洗净后切成末备用。

④ 准备一口干净碗，加适量淀粉、酱油、料酒、盐，倒入葱、蒜末一起搅拌均匀，制成调味汁备用。

⑤ 锅中加适量植物油，烧热后倒入玉米粒翻炒片刻，然后再倒入豌豆一起翻炒至九成熟。

⑥ 将制好的调味汁倒入锅中，翻炒均匀，淋上芝麻油即可出锅食用。

用法

分3～4次食用。

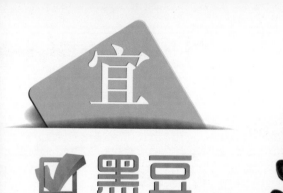

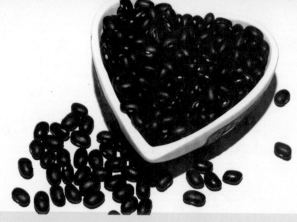

✓ 黑豆

抑制血管紧张素转化酶所造成的血压升高

降压营养素

维生素E、镁、钾、花青素、膳食纤维。

黑豆中维生素E、镁、钾、花青素、膳食纤维的含量都很丰富。维生素E可以保障有显著降压能力的氮氧化合物的合成，并且可以软化和扩张血管，还能促进钙的吸收，有多重降压作用。镁能扩张血管，并能促进钾的生理功能，抑制高钠引起的高血压。花青素可以松弛血管从而促进血液流通和防止高血压，并可防止肾脏释放出的血管紧张素转化酶所造成的血压升高。膳食纤维则是通过它的通便功能，促进钠快速排出体外，而实现降压的目的。

对并发症的防治作用

丰富的镁、钾，可以很好地保护心脏，对于预防冠心病有很大的帮助。维生素E和膳食纤维可以帮助人体清理胆固醇，防治高脂血症。花青素则可以预防多种与自由基有关的疾病，如心脏病、三高症（高血压、高血糖和高血脂简称三高症），而且可以预防眼底病变。

相宜搭配

黑豆+猪肝=补肾利水

黑豆+红枣=补肾补血

黑豆+乌鸡+红枣=补中益气

黑豆+首乌=乌发，养心安神

黑豆+谷类=所含氨基酸互补，营养更全面

黑豆+红糖=滋补肝肾，活血行经，美容护发

黑豆+鲤鱼=预防水肿

黑豆+玉米须+猪肉=平肝利胆，利水泄热

饮食调养

黑豆红枣豆浆

原料

黑豆100克，红枣50克。

做法

1 把黑豆和红枣浸泡一晚。

2 把两种材料放入榨汁机，加适量水打成豆浆即可。

用法

分2~3次食用。

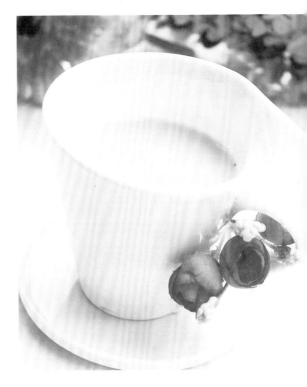

黑豆薏米豆浆

原料

黑豆50克，薏米25克，冰糖少许。

做法

1 黑豆洗净、浸泡8小时以上，薏米洗净后浸泡2小时备用。

2 将浸泡好的黑豆、薏米倒入豆浆机中，打成豆浆，倒入杯中。

3 将冰糖放入豆浆中，搅拌至融化即可。

用法

每次饮用250毫升。

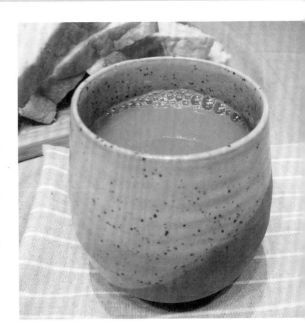

宜 ✓绿豆

有效降低高血压患者发生脑卒中的风险

降压营养素

维生素E。

绿豆中含有极丰富的维生素E，维生素E可以保障体内一氧化氮的供应，一氧化氮能显著调节血压，使血压稳定。并可促进人体对钙的吸收，间接强化、扩张动脉血管，降低血压，且维生素E因其强大的抗氧化能力，可以清洁血管，消除血管上的过氧化脂质，软化血管，促进血液畅通，从而降低血压。

对并发症的防治作用

绿豆中的膳食纤维、植物甾醇，可减少肠道对胆固醇的吸收，植物甾醇还可通过促进胆固醇异化和在肝脏内阻止胆固醇的合成，使血清胆固醇含量降低，所以常食绿豆，可以预防高胆固醇血症。绿豆中含极

丰富的叶酸，每天进食50克绿豆就可以满足一天的叶酸需要量，补充叶酸可有效降低高血压患者发生脑卒中的风险，对有脑卒中既往史的人群效果更为明显。

相宜搭配

绿豆+蜂蜜=清热润燥，利尿消肿

绿豆+鸽肉=清热解毒

绿豆+燕麦=降糖，降压，降脂

绿豆+薏米=增强维生素B_1的吸收率。

绿豆+南瓜=解毒去热

绿豆+白萝卜=预防流感

绿豆+百合=润肺清心，解渴润燥

绿豆+黑木耳=清热凉血，润肺生津，益气除烦

绿豆+决明子=清肝明目

绿豆+大米=清热，解毒，消暑

饮食调养

绿豆红枣冰

原料

绿豆100克，红枣30克，冰块100克。

做法

① 绿豆淘洗干净，用清水浸泡4小时。

② 红枣洗净去核，备用。

③ 冰块用刨冰机打成冰屑，放入透明的玻璃杯中。

④ 锅置火上，放入绿豆、红枣及适量清水，大火烧沸后转小火煮至绿豆熟软且汤汁黏稠，自然冷却。

⑤ 取适量红枣绿豆汤放在杯中的冰屑上即可。

用法

分2次食用。

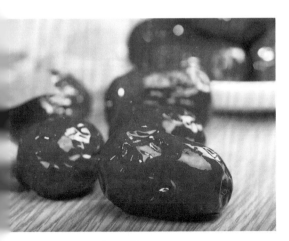

红　枣

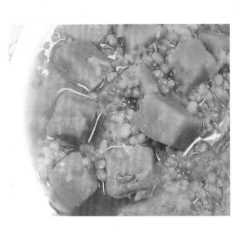

南瓜绿豆粥

原料

南瓜100克，绿豆50克，大米100克，盐适量。

做法

① 绿豆洗净，清水浸泡2小时。

② 南瓜去皮去瓤、洗净、切成块；大米淘洗干净，备用。

③ 锅中加适量清水，煮沸后倒入绿豆、大米，大火煮沸，然后加少许冷水，再次煮沸。

④ 将南瓜块倒入锅中，改文火熬煮至绿豆开花，加适量盐调味即可。

用法

分2次食用。

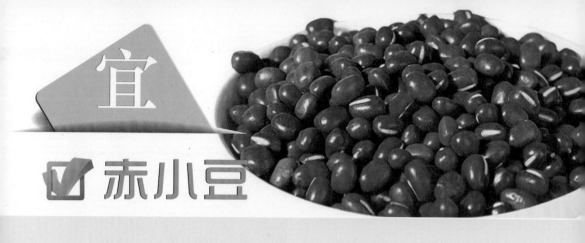

宜

☑ 赤小豆

降低心脑血管疾病的发病率

降压营养素

维生素E、钾、镁、膳食纤维。

赤小豆中维生素E的含量很高，有扩张、软化血管的作用，并且可以促进钙的吸收，多方面降低血压。钾可以排钠，对抗钠引起的血压升高。镁能促进钙、钾的生理功能，还能扩张血管，也有很好的降压效果。膳食纤维可以通过抑制人体对钠的吸收，而起到降压的作用。

对并发症的防治作用

赤小豆有丰富的B族维生素，尤其是叶酸的含量很可观。足量的B族维生素可以降低同型半胱氨酸的水平，明显降低心脑血管病、癌症、老年性痴呆症、糖尿病及其并发症的发病风险。中量的叶酸补充对有脑卒中既往史的人群效果更为明显。赤小豆中的膳食纤维有助于预防肥胖和高脂血症。

相宜搭配

赤小豆+鸡肉＝补肾滋阴，利尿，温中益气

赤小豆+红枣+桂圆＝补血

赤小豆+鲤鱼＝消肿利水

赤小豆+紫米＝补血，治女性贫血

赤小豆+白菜＝清热解毒，利水降压

赤小豆+百合＝补气养血

赤小豆+大米＝赤小豆营养被充分吸收

赤小豆+糯米＝活血排脓，清热解毒，利水退肿

饮食调养

赤小豆饭

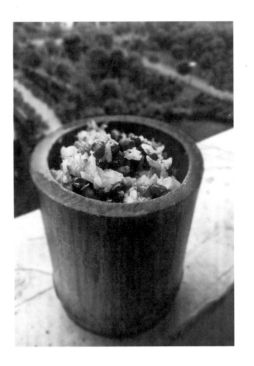

原料

赤小豆80克，粳米150克。

做法

❶ 赤小豆洗净，用清水浸泡5小时。

❷ 粳米洗净，与赤小豆和浸泡水一起放入电饭煲中，煮熟即可。

用法

分2次食用。

赤小豆玉米饭

原料

赤小豆50克，玉米150克，大米100克。

做法

❶ 把赤小豆、玉米、大米淘洗干净，在清水中泡3小时。

❷ 把赤小豆、玉米、大米放入锅内，再加水适量，煮沸，转文火煮至米熟豆烂即可。

用法

分2~3次食用。

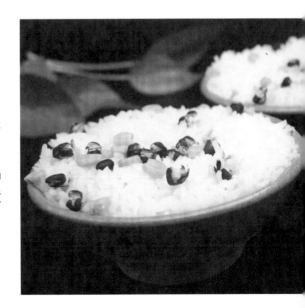

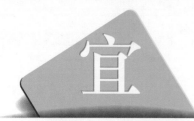

宜

☑ 红薯

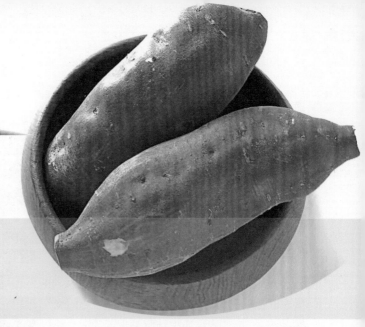

保持人体心血管壁的弹性

钾、维生素C。

红薯中含有较多的钾和维生素C，钾有助于人体细胞液体和电解质平衡，维持正常血压和心脏功能。维生素C能够促进人体合成氮氧化合物，而氮氧化合物具有扩张血管的作用，从而有助于降低血压。

对并发症的防治作用

红薯中含有大量黏液蛋白、黏液多糖等，它们能保持人体心血管壁的弹性，防止动脉粥样硬化的发生。红薯富含钾、β-胡萝卜素、叶酸、维生素C和维生素B_6。β-胡萝卜素和维生素C有抗脂质氧化、预防动脉粥样硬化的作用。补充叶酸和维生素B_6有助于降低血液中高半胱氨酸水平，后者可损伤动脉血管，是心血管疾病的独立危险因素。

相宜搭配

红薯+刀豆=补肝益肾，强健筋骨

红薯+排骨=去除油腻感，易于入口

红薯+莲子=通便，美容

红薯+红枣=促进消化，健胃通便，提高免疫功能，降糖，延缓衰老

红薯+腐竹+白菜=养胃利肠，清热降脂，益气和中

饮食调养

红薯银耳莲子汤

原料

红薯100克，莲子、红豆、花生、银耳、糯米、红枣各50克，白糖5克。

做法

1. 将所有原材料洗净，红薯去皮切丁备用。
2. 锅内倒水烧开，放入原材料煮熟。
3. 盛入碗中，最后撒入白糖即可。

用法

分2次食用。

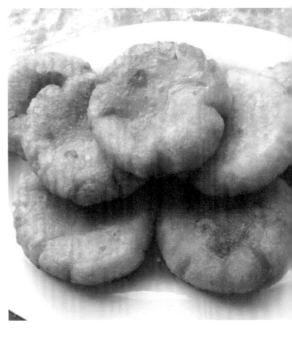

糯米红薯饼

原料

红薯150克，糯米粉150克，食用油适量。

做法

1. 红薯洗净去皮，切小块，上锅蒸熟，取出捣成泥。
2. 薯泥放入适量糯米粉，搅拌均匀和成面团。
3. 将和好的面团分成若干个小面团，取一个面团做成小饼状，下锅煎至两面金黄即可。

用法

分2次食用。

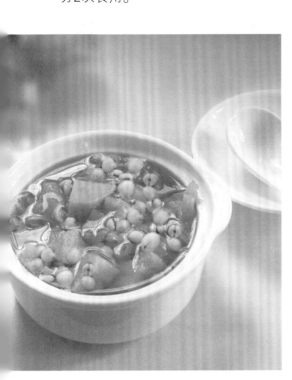

忌

🗵 油饼　对高血压患者的危害

油饼属高热量、高油脂类食物，在连续高温炸制中，含有大量的脂肪，长期摄入过量的脂肪，易导致高脂血症，可引起脂肪肝、动脉粥样硬化、冠心病、脑卒中等。

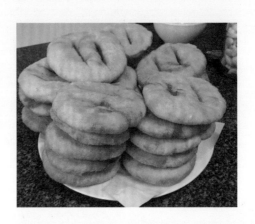

🗵 油条　对高血压患者的危害

油条中加入了明矾而使铝含量严重超标。过量摄入铝会对人体有害，铝容易被肠道吸收，并影响智力发育，可能导致老年性痴呆症。

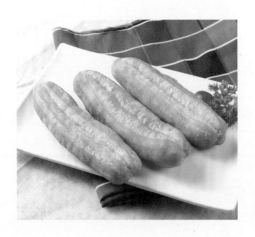

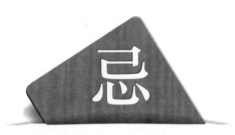

❌ 方便面 对高血压患者的危害

　　方便面是含钠高的食品，一袋方便面中所携带的小袋调味料中盐含量为5.6克，比一个人一天所需要的食盐用量都高。

　　方便面经过油炸，营养价值下降，不含维生素A、维生素C，所含其他维生素极少，原本富含的B族维生素也被破坏了，吃得过多，还会导致脂肪摄入超标。

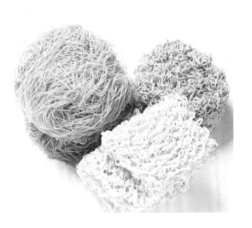

❌ 月饼 对高血压患者的危害

　　由于月饼的制作过程中大多添加了动物性油脂，其脂肪与含糖量都很高，如果吃过量，容易引起肥胖和血糖升高，对高血压患者很不利。

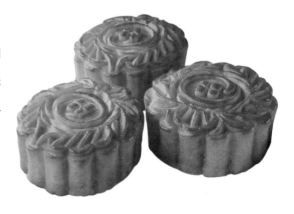

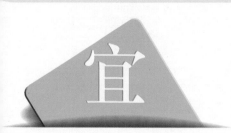

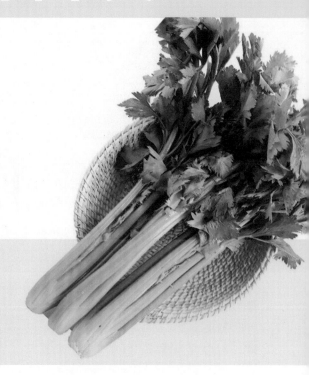

宜

☑ 芹菜

平稳降低血糖

降压营养素

钾、丁基苯酞类物质、芹绿素。

芹菜富含的钾元素同样可以帮助高血压患者降低血压。芹菜中的丁基苯酞类物质能抑制血管平滑肌紧张，减少肾上腺素的分泌，从而降低和平稳血压。芹绿素进入血液后，会恢复动脉管壁弹性，减小血液对动脉壁的侧压力，从而有效地控制血压缓慢平稳，并且降压过程中不会引起继发性心率增快。

对并发症的防治作用

芹绿素还能迅速清除附在血管壁上的胆固醇、甘油三酯、低密度脂蛋白，从而加速血脂的分解代谢能力，使血脂降低。芹菜中的维生素P，能减少血管脆性，降低血管通透性，增强维生素C的活性，可以帮助高血压患者预防脑出血、视网膜出血、紫癜等疾病。

相宜搭配

芹菜+瘦肉=降压降脂，补虚

芹菜＋番茄＝降压降脂，健胃消食

芹菜+花生=平肝润肺，降压降脂

芹菜+核桃=滋肝补肾，降压

芹菜+茭白=降压，美白肌肤

芹菜+山楂=消食，通便，减肥

芹菜+豆腐+牛肉=健脾利尿，降压

牛肉炒芹菜

原料

芹菜250克，牛肉100克，植物油10克，葡萄酒10毫升，淀粉5克，酱油、食盐、豆瓣酱各适量。

做法

① 牛肉切成细丝，放入碗中，加入酱油、葡萄酒及淀粉抓匀，使牛肉丝上浆。

② 芹菜去根、茎、叶，洗净，切成3厘米的段。

③ 锅中倒油烧热，入牛肉丝，煸炒至肉色变白，盛出肉丝，留底油。

④ 下豆瓣酱炸香，再将肉丝与芹菜段、食盐放入煸炒，至熟即可。

用法

每次吃芹菜100克左右，牛肉50克。

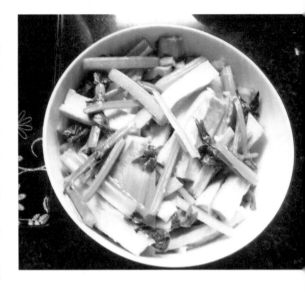

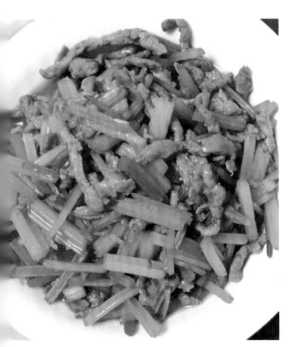

芹菜烧豆腐

原料

芹菜100克，豆腐250克，葱花、姜末、精盐、清汤、食用油各适量。

做法

① 将芹菜择洗干净，去根，切成小段，盛入碗中备用。

② 将豆腐漂洗干净，切成方块，待用。

③ 倒油入锅，烧热，入葱花、姜末煸炒出香味，放入豆腐块，边煎边散开，加清汤适量，煨煮5分钟。

④ 加芹菜小段，改用小火继续煨煮15分钟，加精盐调味即可。

用法

分2次食用。

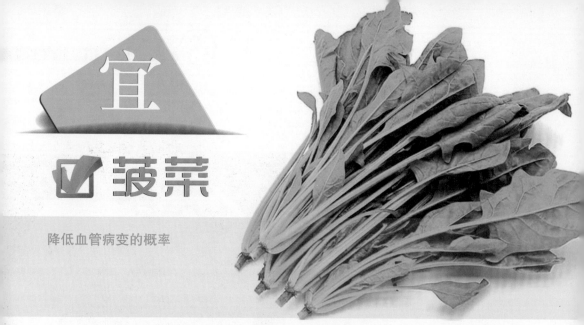

宜 ☑ 菠菜

降低血管病变的概率

降压营养素

β-胡萝卜素、镁。

菠菜中的镁含量非常丰富，镁具有限制钠元素进入细胞的作用，从而起到降低血压的效果。并能保持细胞内钾的稳定，让钾的降压作用得到正常发挥。最新研究表明，β-胡萝卜素也参加血压的调节，但具体作用机制尚未明确。

对并发症的防治作用

β-胡萝卜素属于强抗氧化剂，可以增强血管内皮组织的自我修复能力，减少血管脂质沉积，从而降低血管病变的概率。还可以防止太阳光所引起的视网膜损害。每周吃2~4次菠菜，可降低视网膜退化的危险。

相宜搭配

菠菜+猪肝=补血，养肝

菠菜+鸡蛋=促进维生素B_{12}的吸收

菠菜+海带=预防结石

菠菜+猪肝=防治老年贫血

菠菜+鸡蛋=预防贫血和营养不良

菠菜+胡萝卜=降低胆固醇，预防脑卒中

菠菜+大米=润燥养血

饮食调养

菠菜鸡丝

原料

菠菜300克，熟鸡丝100克，芝麻、盐、白胡椒粉等调料各适量。

做法

① 菠菜洗净切段备用。
② 氽烫菠菜和熟鸡丝，沥水备用。
③ 菠菜和鸡丝分别与调味料混匀，撒上芝麻即可。

用法

分2次食用。

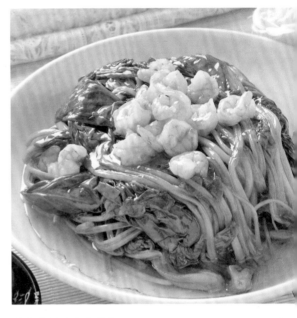

菠菜炒虾仁

原料

菠菜250克，虾仁100克，鸡蛋2个，蒜末、醋各5克，盐3克，香油、鸡精各2克，食用油适量。

做法

① 菠菜择洗干净，放入沸水中略烫，捞出切成长段。
② 鸡蛋加少许盐打散。
③ 煎锅倒油烧至五成热，倒入鸡蛋液，摊成蛋皮后，取出，切成丝。
④ 炒锅倒油烧热，炒香蒜末，下入虾仁，炒至八分熟。
⑤ 加入菠菜、鸡蛋丝、盐、醋、香油、鸡精，翻炒至熟即可。

用法

分2次食用。

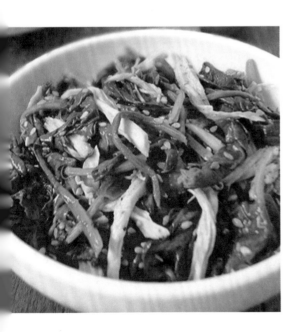

宜 ☑ 茄子

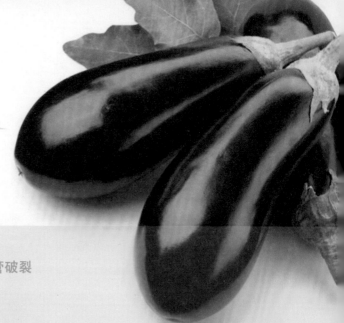

维持血液通畅流动，避免血管破裂

维生素E、钾、膳食纤维。

茄子中含有丰富的维生素E，可以促进氮氧化合物的生成，完成调节血压的生理机制，维生素E还能软化血管，促进血液循环，也可以降低血压，还能促进钙质的吸收，补充足量的钙，可以使血压下降。茄子中的钾，可以把体内多余的钠排出体外，减少钠对血压的不利影响。并且茄子还含有大量的膳食纤维，也可以帮助人体排出多余的钠。

对并发症的防治作用

茄子中含有丰富的维生素P，可以保持血管壁弹性、减低毛细血管的脆性及渗透性、减少血管阻力，这些功效有助于维持血液通畅流动、避免血管破裂。高血压患者经常食用茄子能够防治冠心病、动脉硬化等心血管并发症。

相宜搭配

茄子+肉=平衡血压，强化血管，防治紫癜症

茄子+苦瓜=清热解暑，缓解疲劳，降压，养心血管

茄子+黄豆=通气，顺肠，润燥消肿，平衡营养

茄子+羊肉=强化血管

茄子+菠菜=加快血液循环

饮食调养

清蒸茄子

原料

茄子200克，葱花、姜末、盐、味精、白糖、蒜泥、素油、麻油各适量。

做法

① 茄子去蒂后洗净，切成长条状。

② 将茄条放入盆内，先加素油、葱花、姜末，隔水蒸至茄条烂熟，取出装盘。

③ 放入盐、白糖、蒜泥、味精、麻油，拌匀即成。

用法

每日1～2剂，佐餐食用，常食有效。

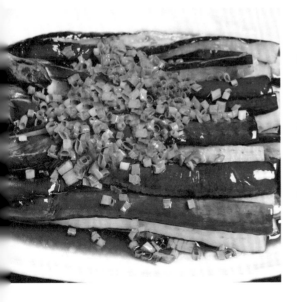

豌豆

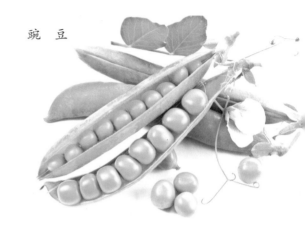

豌豆烧茄子

原料

茄子300克，豌豆50克，葱末、蒜末、食用油、香油、酱油、料酒、淀粉、食盐、味精各适量。

做法

① 豌豆洗净，倒入开水中略煮，捞出、沥去水分；茄子洗净、去皮、切成厚片。

② 准备一个干净碗，加适量淀粉、味精、酱油、料酒、食盐，倒入葱、蒜末一起搅拌均匀，制成调味汁。

③ 锅中加适量食用油，烧热后倒入茄片翻炒片刻，然后再倒入豌豆一起翻炒至九成熟。

④ 将制好的调味汁倒入锅中，翻炒均匀，淋上香油即可出锅。

用法

分2次食用。

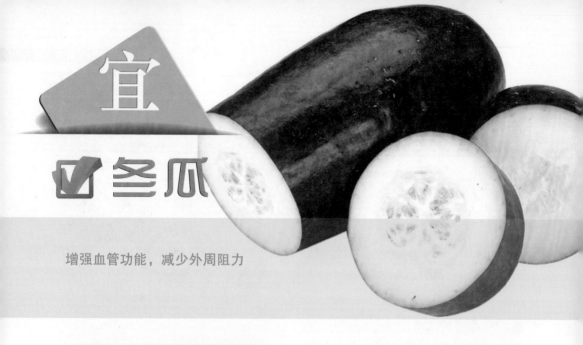

宜

☑ 冬瓜

增强血管功能，减少外周阻力

维生素C、钾、丙醇二酸。

冬瓜含有丰富的维生素C，可以促进人体合成氮氧化合物，氮氧化合物有利于扩张血管，进而有助于降低血压。冬瓜中的钾可抑制钠从肾小管的吸收，促进钠从尿液中排出，同时钾还可以对抗钠升高血压的不利影响，对血管的损伤有防护作用，有助于减少降压药的用量。此外，冬瓜良好的利尿作用，对于高血压患者有着非常重要的积极意义。冬瓜所含的丙醇二酸可抑制糖类物质转化为脂肪，能有效地防止人体内(包括动脉、静脉、毛细血管等组织细胞在内)的脂肪堆积，有助于增强血管功能，减少外周阻力，从而起到降低血压的作用。

对并发症的防治作用

冬瓜中的维生素C可以保护血管，清理血管中的垃圾，避免血管硬化。冬瓜热量低，又含有丙醇二酸这类阻碍脂肪在人体停留的营养素，所以对于预防肥胖和高脂血症有很好的作用。

相宜搭配

冬瓜+海带=降压降脂

冬瓜+鸭肉=清热消暑，养颜美容，补气益血

冬瓜+贝类=消肿，除湿

冬瓜+芦笋=清热解毒，降脂降压，利尿消肿

冬瓜+黑木耳+香菜=利水消肿，健胃消食，降压降脂

冬瓜+鸡肉=清热利尿，美容

冬瓜+口蘑=利小便，降血压

冬瓜+鸡肉=清热，排毒

冬瓜+甲鱼=滋阴明目，减肥

饮食调养

冬瓜炖排骨

原料

冬瓜750克，排骨600克，葱段、葱花、姜片、盐、料酒各适量。

做法

1. 冬瓜去皮、洗净、切块，排骨洗净，切成小块备用。
2. 锅中加适量清水，煮沸后倒入排骨块，去除血水，捞出沥去水分。
3. 砂锅中加适量清水，放入排骨、葱段、姜片，加适量料酒，文火煮1小时左右。
4. 将冬瓜放入锅中，继续煮熟，加适量盐调味，撒上葱花即可。

用法

每次吃排骨不超过150克，冬瓜随意。

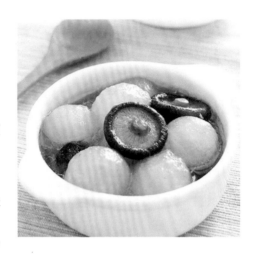

香菇冬瓜球

原料

香菇100克，鸡汤100毫升，冬瓜300克，淀粉、植物油、精盐、姜、味精、香油各适量。

做法

1. 香菇水发，洗净。
2. 冬瓜去皮洗净，用钢球勺挖成圆球待用，姜洗净切丝。
3. 锅内放入适量植物油烧热，下姜丝煸炒出香味，入香菇继续煸炒数分钟后，倒入适量鸡汤煮开。
4. 将冬瓜球下锅烧至熟时，用水淀粉勾芡，放入味精、精盐，淋上香油，即可出锅。

用法

分2次食用。

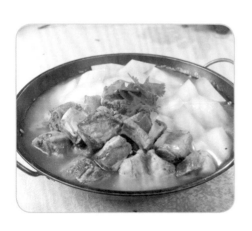

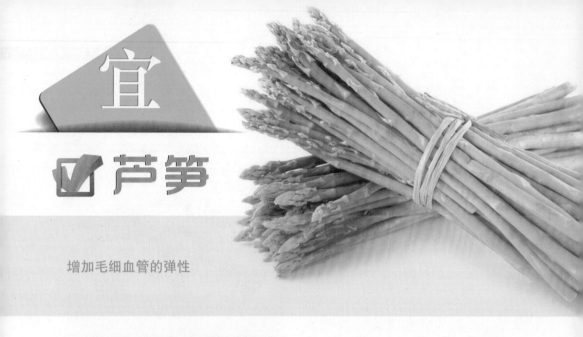

宜

☑ 芦笋

增加毛细血管的弹性

天门冬酰胺、槲皮黄酮、钾、维生素C。

芦笋所含的天门冬酰胺能够扩张末梢血管，从而有助于降低血压。芦笋所含的槲皮黄酮能增强毛细血管的弹性，同样有利于保护血管、降低血压。芦笋中大量的维生素C能够促进人体合成氮氧化合物，而氮氧化合物能扩张血管，从而降低血压。且维生素C还可以促进钙的吸收，钙的浓度增加，也会导致血压下降。芦笋中钾的含量远远高于钠的含量，也是高钾因子食物，可以消除钠元素的升压作用，并能防治血管受损伤，对高血压有很好的防治作用。

芦笋还含有大量维生素P（即芦丁）及甘露聚糖、胆碱、精氨酸等成分，对维护毛细血管的形态和弹性及生理功能有利，芦笋所含的维生素C，也可以增加毛细血管的弹性，所以适量吃芦笋可以帮助高血压患者防治心血管系统疾病。

芦笋+猪肉=促进维生素B_{12}的吸收和利用

芦笋+白果=防治心脑血管疾病

芦笋+百合=排毒，清胃

芦笋+黄花菜=养血，止血，除烦

芦笋+色拉油=可消除疲劳，促进肠胃蠕动，泽肤美肌

芦笋+虾仁=补肾添精，提高免疫力

饮食调养

海米炝芦笋

原料

芦笋300克，海米25克，料酒、盐、味精、高汤、植物油各适量。

做法

1. 芦笋洗净，切段，放入沸水锅中焯去涩味，捞出过凉水。
2. 将油入锅烧至四成热，投入芦笋稍炸，捞出沥干油。
3. 锅内留少量底油，把芦笋、高汤、盐略烧，入味后出锅。
4. 炒锅再放油，烧至五成热，下海米，烹入料酒、高汤少许，加味精，将芦笋倒入锅中翻炒均匀装盘即可。

用法

分2次食用。

海 米

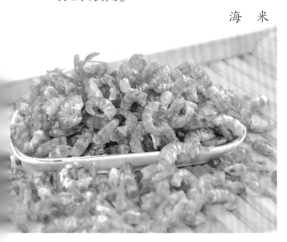

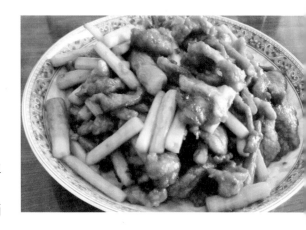

芦笋炒肉片

原料

芦笋250克，瘦肉100克，葱花、姜丝、白糖、植物油各适量，盐2克。

做法

1. 芦笋去根，洗净，切斜段。
2. 瘦肉洗净，切片。
3. 炒锅置火上，倒入适量植物油，待油温烧至七成热，加葱花、姜丝炒香，放入肉片炒匀。
4. 加白糖和适量清水，倒入芦笋段炒熟，用盐调味即可。

用法

分2次食用。

宜 ☑ 洋葱

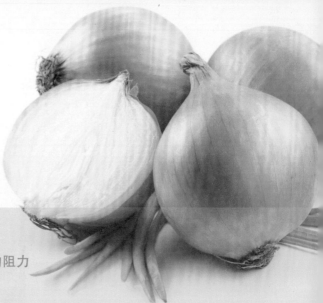

减少外周血管和心脏冠状动脉的阻力

降压营养素

前列腺素、钾。

洋葱含有的前列腺素能直接作用于血管，使血管舒张，减少外周血管和心脏冠状动脉的阻力，并且，对儿茶酚胺等升压物质有抵抗作用，从而促使血压下降。洋葱含钾量很高，比含钠量高得多，其钾因子(钾/钠)为33.4，是典型的高钾食物，钾因子≥10的食物对高血压都有较好的防治作用。

对并发症的防治作用

所含甲苯磺丁脲类似物质有一定降血糖功效。能抑制高脂肪饮食引起的血脂升高，可防治动脉硬化和高血脂。

相宜搭配

洋葱+番茄=降脂，健脾

洋葱+鸡蛋=补虚，补钙

洋葱+牛肉=补锌，补钙，增强体质

洋葱+猪肝、猪肉或鸡蛋=防治高血压、高血脂、脑出血

洋葱+牛肉+白萝卜=清热解毒，康胃健脾，止咳止痢

洋葱+鸡肉=抗动脉硬化，杀菌消炎，降血压，降血糖，降血脂

洋葱+苹果=保护心脏

饮食调养

酸辣洋葱

原料

洋葱300克，青椒20克，植物油10克，醋、盐、味精、代糖各适量。

做法

① 将洋葱剥去老皮，洗净，切成丝。

② 青椒洗净，切成丝。

③ 炒锅内倒入植物油，上火烧热后，将青椒倒入炒香，再加入洋葱翻炒片刻，放入盐、代糖、味精，最后烹入醋，翻炒均匀即可。

用法

分2次食用。

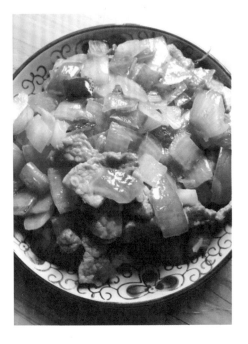

洋葱炒肉

原料

洋葱200克，瘦肉200克，红黄彩椒各50克，植物油、淀粉、料酒、生抽、味精、盐各适量。

做法

① 洋葱洗净，切片；红黄彩椒洗净，切斜刀片备用。

② 瘦肉洗净、切片，加适量淀粉、料酒、生抽拌匀，腌制15分钟。

③ 锅中加适量植物油，烧热后倒入肉片滑炒至八分熟。

④ 将洋葱、红黄彩椒倒入锅中，炒熟后加适量味精、盐调味即可。

用法

分2次食用。

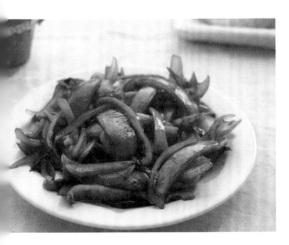

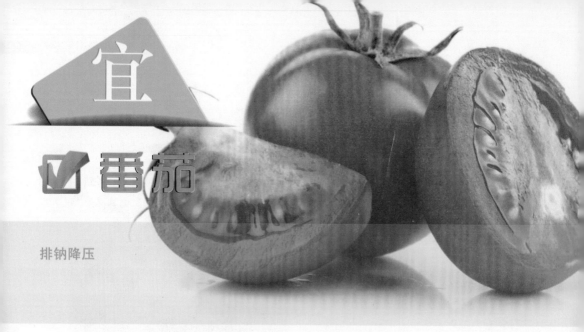

宜

☑ 番茄

排钠降压

降压营养素

番茄红素、钾。

番茄属于高钾低钠食材，可以消除钠引起的血压升高，并可预防血管受伤。番茄中丰富的番茄红素利尿效果明显，能够降低钠离子浓度，从而降低血压。

对并发症的防治作用

番茄中的B族维生素含量非常丰富，还含有能保护心脏和血管，防治血管受损的重要物质芦丁。番茄中所含的维生素C、番茄红素能降低血液中低密度脂蛋白胆固醇的含量，每天适量吃些番茄，可以降低患心脑血管并发症的概率。

相宜搭配

番茄+豆腐=补钙强身

番茄+花菜=软化血管

番茄+山楂=降压降脂

番茄+三文鱼=清洁血管，抗衰老

番茄+芹菜=降压，健胃消食

番茄+蜂蜜=补血养颜

番茄+鸡蛋=健美，抗衰老

饮食调养

番茄香菇粥

原料

番茄半个(约100克)，新鲜香菇100克，大米100克，盐2克。

做法

❶ 大米淘净，放入锅中，加适量水以大火煮开，煮开后转小火煮20分钟。

❷ 香菇洗净，切成小粒。

❸ 番茄洗净去皮，切成块。

❹ 香菇与番茄一起加入粥中续煮15分钟，加盐调味即成。

用法

分2次食用。

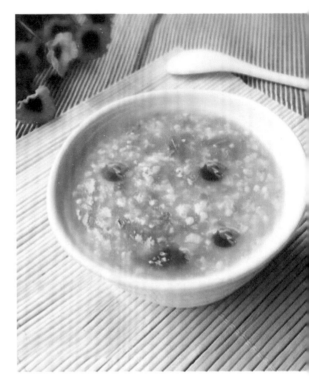

番茄红枣粥

原料

大米100克，红枣20克，番茄250克，冰糖适量。

做法

❶ 大米洗净，用水浸泡30分钟。

❷ 番茄洗净切小块，红枣洗净去核备用。

❸ 大米、红枣一起下锅，加适量水以大火烧沸，转小火煮至米软枣烂。

❹ 粥中加入番茄块和冰糖，再次煮沸即可。

用法

分2次食用。

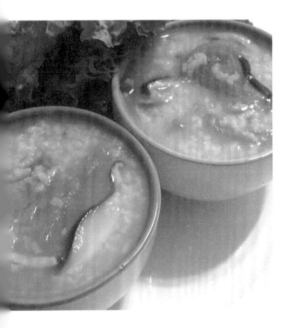

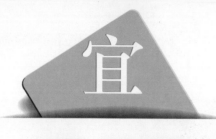

宜 ☑ 胡萝卜

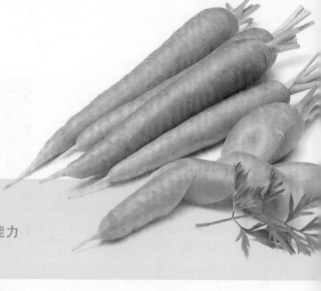

增强血管内皮组织的自我修复能力

降压营养素

山奈酚、槲皮素、钾、β-胡萝卜素。

胡萝卜所含的山奈酚、槲皮素可以促进肾上腺素合成，肾上腺素可以有效调节血压。补充足量的β-胡萝卜素，可以让血压下降。

对并发症的防治作用

胡萝卜中含有的山奈酚能增加冠状动脉血流量，降低血脂。胡萝卜中还含有丰富的维生素E，有降血脂的功效。经常食用胡萝卜可防治高血脂等病症。β-胡萝卜素属于强抗氧化剂，可以增强血管内皮组织的自我修复能力，减少血管脂质沉积，从而降低血管病变的概率。临床实验表明，补充充足的β-胡萝卜素可以有效降低血糖。适当吃胡萝卜可以帮助高血压患者预防心脑血管疾病和糖尿病及眼底病变。

相宜搭配

胡萝卜+莴笋=降压，强心

胡萝卜+卷心菜=减少癌细胞的产生

胡萝卜+蜂蜜=排毒养颜

胡萝卜+肉=健脾和胃，保护血管

胡萝卜+大米=改善胃肠功能

胡萝卜+芸豆=清热解毒，利湿散瘀，健胃消食，化痰止咳，顺气，利便

饮食调养

胡萝卜炒豌豆

原料

胡萝卜200克，猪瘦肉100克，豌豆200克，植物油10克，香油3克，酱油5克，盐3克，醋5克，味精2克，葱末10克，姜末5克。

做法

① 将胡萝卜洗净，去根，切丁。

② 将豌豆洗净，沥水备用。

③ 将猪瘦肉洗净，切丁。

④ 锅置火上，加入植物油烧热，放入葱、姜末炝锅，加入肉丁炒至断生。

⑤ 加入胡萝卜丁、豌豆、醋、酱油、精盐，炒熟后加味精、香油，翻炒均匀，出锅即可。

用法

分2次食用。

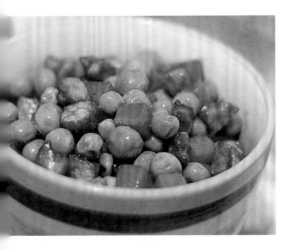

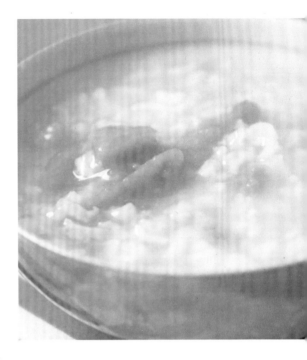

胡萝卜大米粥

原料

大米100克，火腿30克，胡萝卜20克，盐3克，香油、胡椒粉各少许。

做法

① 大米洗净，火腿切成丁。

② 胡萝卜去皮，洗净切片。

③ 锅置火上，放入大米，注入清水煮至八成熟。

④ 下胡萝卜片煮至米粒开花，加入火腿，加入盐、香油、胡椒粉调味即可。

用法

分2次食用。

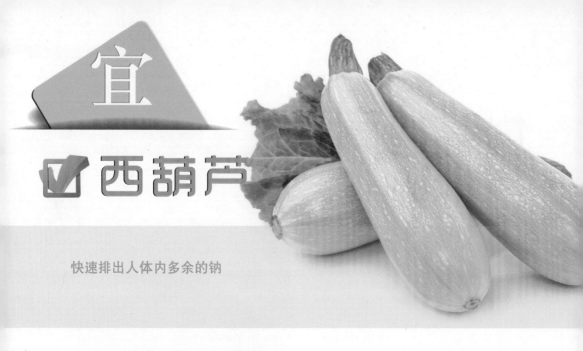

宜 西葫芦

快速排出人体内多余的钠

降压营养素

钾。

西葫芦中含有较高的钾，很低的钠，有很好的利尿作用，可以快速排出人体内多余的钠，对于因钠浓度高引起的高血压，有一定的抑制作用。

对并发症的防治作用

西葫芦具有促进人体内胰岛素分泌的作用，可有效地防治糖尿病，有助于肝、肾功能衰弱者增强肝、肾细胞的再生能力。西葫芦含有一种干扰素的诱生剂，可刺激机体产生干扰素，提高免疫力，发挥抗病毒的作用。

相宜搭配

西葫芦+猪肉=利水泻火，润肺止咳，降压

西葫芦+鸡蛋=营养更均衡

西葫芦+黄瓜=美容养颜

西葫芦+豆腐=减肥美容

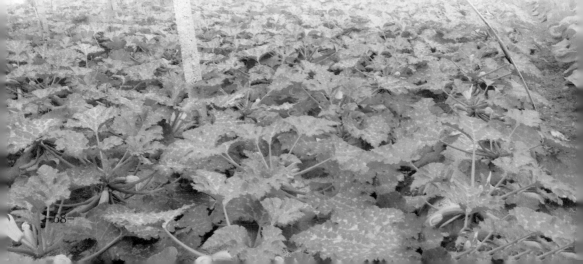

饮食调养

西葫芦饼

原料

西葫芦、面粉各200克，精猪肉100克，植物油、葱花、姜末、精盐各适量。

做法

① 西葫芦洗净切成细丝，放入油锅内炒至五成熟时盛起。

② 猪肉剁茸，与西葫芦丝加葱花、姜末、精盐调成馅心。

③ 面粉加水和匀，分成50克1个的面团，擀成薄皮。

④ 薄皮上放馅心制成夹心小饼，用植物油烙熟即可。

用法

分2次食用。

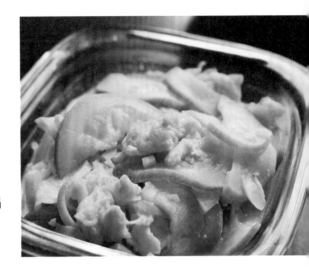

西葫芦炒鸡蛋

原料

西葫芦300克，鸡蛋2个，色拉油、料酒、盐、味精各适量。

做法

① 西葫芦洗净，切成薄片，待用。

② 鸡蛋打入碗内，加入料酒、盐、味精搅拌均匀。

③ 炒锅内入色拉油，烧至六成热，放入西葫芦煸炒。

④ 待西葫芦断生，迅速倒入鸡蛋液翻炒，一边翻炒一边淋上少量油，待鸡蛋液凝固至熟，即可。

用法

分2次食用。

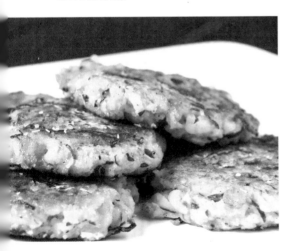

宜 茭白

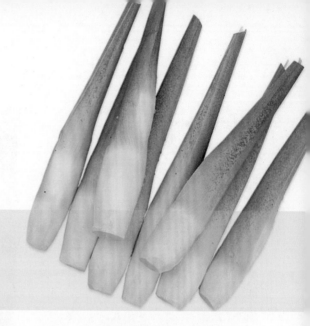

有较好的防治高血压作用

降压营养素

钾、维生素E。

茭白是高钾低钠食物，它的钾因子大于10，有较好的防治高血压效果。茭白中的维生素E含量比同类食物高，可以扩张和软化血管，从而使血压降低。茭白中的膳食纤维含量很高，可以促进人体内多余钠的排出，从而达到降压的效果。

对并发症的防治作用

茭白中丰富的膳食纤维，可以吸附脂肪和胆固醇，并让其快速排出体外，减少肠道对其吸收，可以预防肥胖和高血脂。茭白中的维生素E和钾都

有保护血管免受损伤和修复的作用，所以适量食用茭白可以预防心血管疾病。

相宜搭配

茭白+芹菜=保持肌肤健美，降压

茭白+番茄=清热解毒，利尿降压

茭白+蘑菇=增进食欲，助消化，化痰宽中，清中兼补，补虚

茭白+牛肉=催乳汁

饮食调养

醋熘茭白

原料

茭白300克，葱丝、姜丝、蒜末各5克，醋15克，花生油10克，盐适量。

做法

1 茭白洗净切成片。

2 锅内倒油烧热，爆香葱丝、姜丝、蒜末，倒入茭白，翻炒至茭白变软。

3 放盐和醋翻炒均匀即可。

用法

分2次食用。

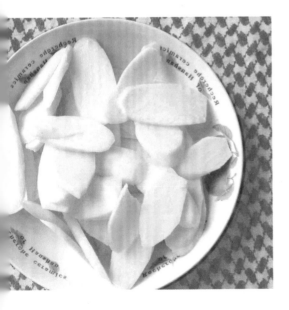

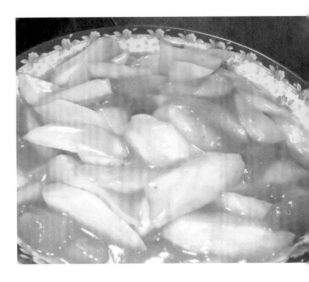

番茄炒茭白

原料

茭白200克，番茄100克，番茄酱15克，料酒10克，盐2克，味精1克，白砂糖1克，植物油15克。

做法

1 茭白去皮洗净，切长条备用。

2 番茄洗净，切瓣。

3 将植物油倒入锅中，旺火烧至七成热，下茭白炸至淡黄色，捞出沥干待用。

4 锅中留少许油，将油烧热，放入番茄酱煸炒，加入料酒、盐、白砂糖，煮开。

5 放入番茄瓣和炸过的茭白，加盖用小火焖烧至汤汁浓稠，用味精调味即可。

用法

分2次食用。

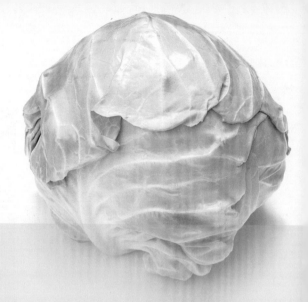

预防血管硬化，促进血液流通顺畅

降压营养素

维生素C、类胡萝卜素、膳食纤维。

维生素C能够促进人体合成氮氧化合物，而氮氧化合物具有扩张血管的作用，从而有助于降低血压。且维生素C可以预防血管硬化，促进血液流通顺畅，从而降低血压。卷心菜中的类胡萝卜素也有调节血压的功能。卷心菜中的膳食纤维有排钠功能，也有助于血压平稳。

对并发症的防治作用

卷心菜的膳食纤维，可以加速人体排泄，减少胆固醇在体内肠道的停留时间，从而起到抑制胃肠道吸收胆固醇的作用，高血压患者经常适量吃些卷心菜有助于防治高血脂。且因其含有大量的维生素C，对血管有较好的保护作用，对于防治动脉硬化也很有帮助。

相宜搭配

卷心菜+海米=补肾壮腰，健脑健脾，软化血管，排石，通便

卷心菜+樱桃+番茄=促进血液循环

卷心菜+猪肉=润肠胃，生津健身

卷心菜+海带=有利于补充碘

卷心菜+虾肉=提高机体免疫力

卷心菜+黑木耳=增强人体免疫力，治胃溃疡

饮食调养

海蜇拌卷心菜

原料

海蜇150克，卷心菜100克，蒜末、醋、生抽、香油适量，盐1克。

做法

1. 海蜇放凉水中泡一下，洗净，切丝。
2. 卷心菜洗净后切丝。
3. 蒜末、醋、生抽、香油、盐对成调味汁。
4. 所有材料拌匀，放入冰箱冷藏后食用味道会更佳。

用法

分2次食用。

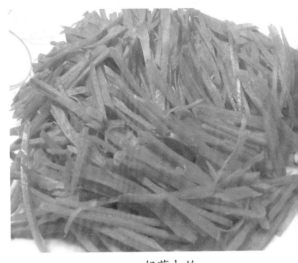

胡萝卜丝

卷心菜丝炒胡萝卜

原料

卷心菜丝300克，胡萝卜丝50克，面筋100克，姜丝30克，低盐酱油膏1小匙，米酒、醋、鱼露、色拉油各适量。

做法

1. 将面筋撕开备用。
2. 用色拉油爆香姜丝，放入所有调味料炒匀。
3. 再加入面筋与适量的水，以中小火烧煮至面筋入味。
4. 最后放入卷心菜丝与胡萝卜丝炒熟。

用法

分2次食用。

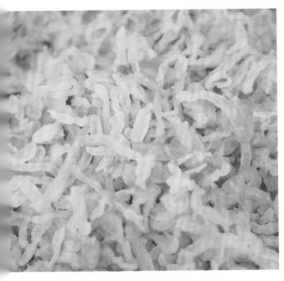

海 蜇

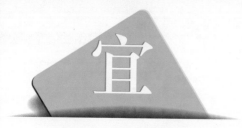

宜 ✓ 大白菜

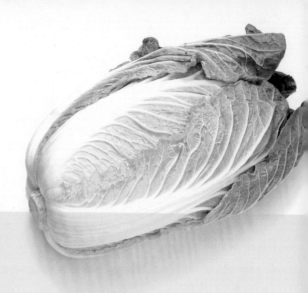

强化、扩张动脉血管

降压营养素

膳食纤维、维生素C、钙。

维生素C可以通过促进合成有扩张血管作用的氮氧化合物来降低血压，膳食纤维则是通过减少血液中的钠来降低血压，大白菜中的钙可以强化、扩张动脉血管，有助于降低血压。且可以增加尿钠排出，减轻钠对血压的不利影响，有利于降低血压。

对并发症的防治作用

大白菜中含丰富的膳食纤维、维生素C、胡萝卜素，这些营养元素能降低人体的胆固醇水平，增加血管弹性，高血压患者适量食用可预防动脉硬化。

相宜搭配

大白菜+蚕豆=利尿，对支气管炎有一定疗效

大白菜+鸭肉=促进血液中胆固醇下降

大白菜+鲤鱼=促进营养物质的吸收和利用

大白菜+猪肝=养肝明目

大白菜+鲜牛奶=补益虚损，清肺润胃

大白菜+猪肉=滋阴润燥，补血

大白菜+白萝卜=解渴利尿，帮助消化

大白菜+豆腐=益气补中，清热利尿

大白菜+板栗=健脑益智，提高乳汁质量

大白菜+豆浆=美容作用明显

大白菜+辣椒=促进肠胃蠕动，帮助消化

大白菜+虾仁=清热解毒，滋阴清肺，健脾开胃

饮食调养

黄豆白菜汤

原料

白菜300克，黄豆40克，大葱10克，姜5克，盐2克，花生油15克。

做法

① 将黄豆去杂质后洗净，用水泡6小时。

② 白菜洗净后切成6厘米长的段。

③ 姜拍碎，葱切成段。

④ 将锅置武火上烧热，加入花生油，待油烧至六成热，加入姜末、葱段爆香，再加入黄豆、盐及1000毫升清水煮35分钟。

⑤ 最后加入白菜煮熟即成。

用法

分2次食用。

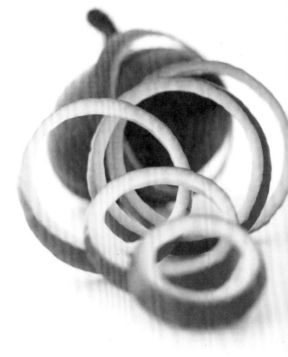

洋　葱

奶香白菜

原料

牛奶150克，白菜100克，洋葱50克，鸡汤、盐各适量。

做法

① 洋葱、白菜洗净后切成丝。

② 锅中加适量鸡汤，倒入白菜丝和洋葱丝，煮沸。

③ 倒入牛奶，继续熬煮至汤汁黏稠，加适量盐调味即可出锅。

用法

1次食用。

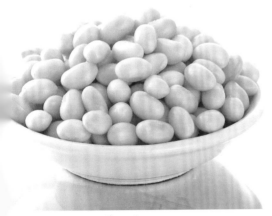

黄　豆

宜

☑ 荠菜

扩张血管，促进血液流通

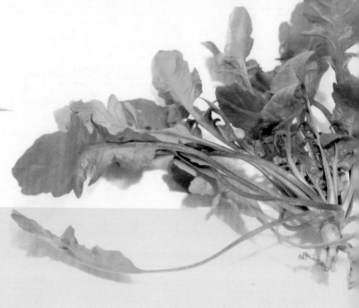

降压营养素

乙酰胆碱、维生素C、粗纤维、胡萝卜素。

荠菜中含有乙酰胆碱、谷甾醇和季胺化合物，有降血压的作用。荠菜中还含有丰富的维生素C，维生素C可以促进人体合成氮氧化合物，扩张血管达到降压的作用。并且维生素C可以清洁软化血管，促进血液流通，达到降压的目的。荠菜中大量的粗纤维，可以排钠，帮助人体降低血压。荠菜中的胡萝卜素，也有降血压的作用。

对并发症的防治作用

荠菜中含有的β－胡萝卜素属于强抗氧化剂，可以增强血管内皮组织的自我修复能力，减少血管脂质沉积，从而降低血管病变的概率。β－胡萝卜素可促进视觉细胞内感光色素的形成，可以预防眼睛干涩及白内障、缓解眼部疲劳、维持视力。充足的β－胡萝卜素可以有效降低血糖。所以适量食用荠菜，对于预防心脏病、眼病和糖尿病有帮助。

相宜搭配

荠菜+豆腐=降压，明目，宽中

荠菜+香油=提高免疫力，降血压

荠菜+鸡蛋=养血止血，补心安神，降压降脂

荠菜+苦瓜=清热润燥，清肝明目

荠菜+黄鱼=补血安眠，提高食欲

荠菜+鸡肉=滋阴补气，减肥美容

荠菜+石榴皮=治疗急、慢性胃肠炎和急性腹泻

饮食调养

荠菜豆腐汤

原料

荠菜100克，蘑菇50克，豆腐150克，芝麻油、盐各适量。

做法

1. 蘑菇放入清水中泡发，洗净后切成丁备用。
2. 荠菜洗净，切碎；豆腐洗净，切丁备用。
3. 锅中加适量清水，放入蘑菇丁、豆腐丁和荠菜碎，武火煮沸，加适量盐调味，淋入芝麻油即可。

用法

分2次食用。

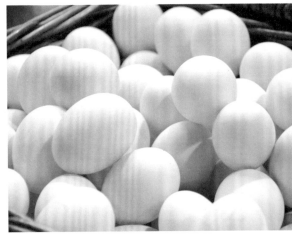

鸡 蛋

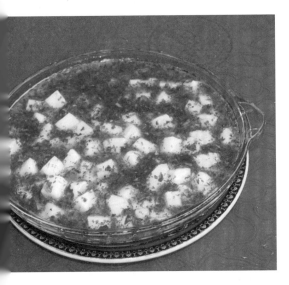

荠菜鸡蛋汤

原料

新鲜荠菜100克，鸡蛋2个，精盐、味精、植物油各适量。

做法

1. 荠菜洗净，切成段，放进盘内。
2. 将鸡蛋打入碗内，拌匀。
3. 炒锅上旺火，放水加盖烧沸，放入植物油，接着放入荠菜，煮沸。
4. 倒入鸡蛋液稍煮片刻，加入精盐、味精调味，盛入大汤碗内即成。

用法

1次食用。

 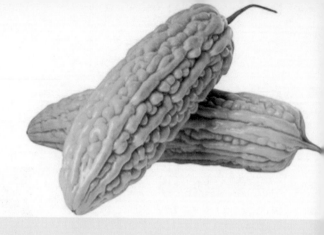

✓ 苦瓜

预防并发糖尿病

降压营养素

维生素C、胡萝卜素、钾、钙。

苦瓜中含有丰富的维生素C、胡萝卜素、钾、钙等营养素，补钙和钾均可让血压下降，维生素C有较强的扩张和软化血管能力，可以使血压下降，胡萝卜素也是可以导致血压下降的营养素之一。

对并发症的防治作用

苦瓜中含有一种降糖营养素——苦瓜苷，它的作用非常明显，对于预防糖尿病很有帮助。苦瓜中因维生素C和胡萝卜素的含量高，所以对心血管的保护功能也很强，可以降低胆固醇，预防高脂血症和动脉硬化。

相宜搭配

苦瓜+青椒=抗衰老

苦瓜+洋葱=提高免疫力

苦瓜+茄子=益气壮阳，清心明目

苦瓜+猪肉=降脂降糖，降压

苦瓜+胡萝卜=补充维生素A和维生素C，降压降糖

苦瓜+鸡蛋=美容去皱

饮食调养

苦瓜胡萝卜汤

原料

苦瓜100克，胡萝卜50克，蜂蜜20克。

做法

1. 苦瓜剖开去籽、洗净，切成片。
2. 胡萝卜去皮、洗净，切成小块。
3. 胡萝卜与苦瓜放入沸水锅中煮沸即可。
4. 煮好的浆汁放温，调入蜂蜜饮用。

用法

分早晚2次饮用。

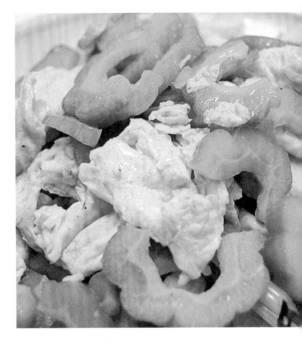

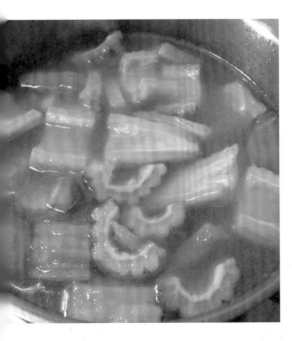

苦瓜炒鸡蛋

原料

苦瓜300克，鸡蛋3个，葱末15克，料酒、花生油、食盐、味精各适量。

做法

1. 将苦瓜洗净，去籽，切片。
2. 鸡蛋打入碗中，搅匀。
3. 炒勺置火上，加油烧至六成热，放葱末，倒入蛋液炒熟，装入碗内。
4. 炒勺再置旺火上，加油烧至六成热，煸葱末，烹料酒，放入苦瓜、食盐炒约1分钟。
5. 放入鸡蛋、味精炒匀，装盘即可。

用法

分2次食用。

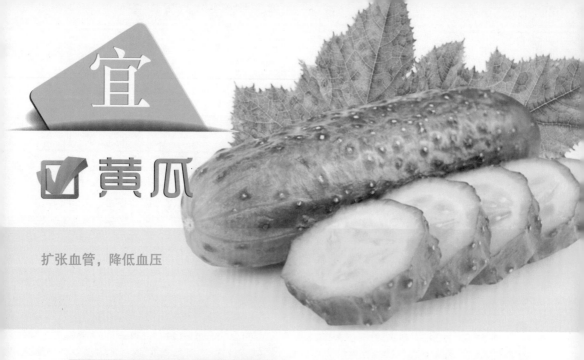

宜

☑ 黄瓜

扩张血管，降低血压

降压营养素

维生素C、维生素E。

黄瓜中的维生素C、维生素E含量比较丰富，这两种营养素均可以促进人体内合成氮氧化合物，氮氧化合物可以显著扩张血管，降低血压。而且这两种营养素还可以软化，清洁血管，让血液流通顺畅，从而使血压降低。

对并发症的防治作用

黄瓜中的丙醇二酸可以防止糖类转化为脂肪，并可阻止脂肪在血管上沉积，有很好的预防肥胖和高血脂作用。黄瓜中的B族维生素含量也比较高，B族维生素可以降低同型半胱氨酸的水平，促进人体内的糖脂代谢，预防心脑血管并发症和糖尿病。

相宜搭配

黄瓜+木耳=瘦身、排毒

黄瓜+洋葱=提高免疫力

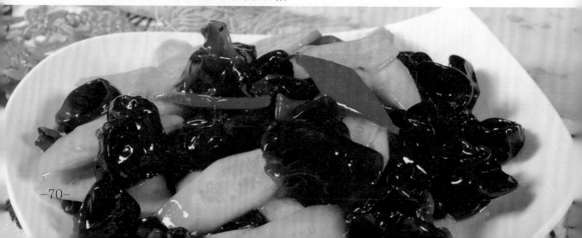

饮食调养

黄瓜紫菜汤

原料

黄瓜、胡萝卜各250克，紫菜20克，葱、姜各5克，芝麻油3克，胡椒粉、味精、盐各适量。

做法

① 将紫菜放入清水中浸泡，捞出洗净，切成丝备用。

② 黄瓜洗净切片，胡萝卜洗净切丁，葱、姜洗净切末。

③ 锅中加适量清水，煮沸后倒入紫菜丝和姜末，加胡椒粉调味，继续煮沸。

④ 将黄瓜片、胡萝卜丁倒入锅中，煮熟后加味精、盐调味，撒上葱花和芝麻油即可。

用法

分2次食用。

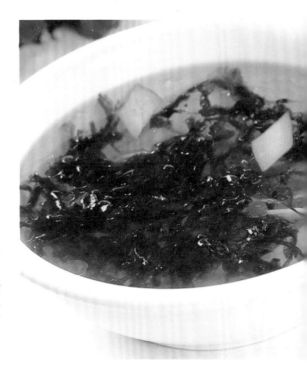

黄瓜拉皮

原料

黄瓜300克，东北拉皮200克，香油、姜丝、酱油各适量。

做法

① 黄瓜、拉皮洗净后切丝。

② 将拉皮丝、黄瓜丝放入盘中，加入姜丝，淋上香油、酱油，拌匀即可。

用法

分2次食用。

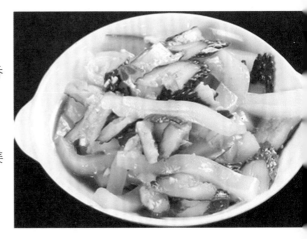

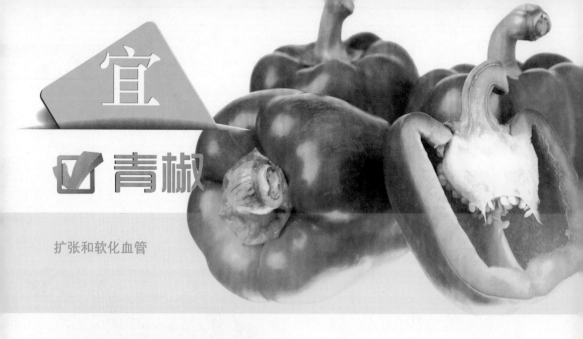

宜

☑ 青椒

扩张和软化血管

降压营养素

维生素C。

青椒含有大量的维生素C，可以显著扩张和软化血管，降低血压。

对并发症的防治作用

青椒所含的辣椒素，能够促进脂肪的新陈代谢，防止体内脂肪积存，有利于预防肥胖和高脂血症。维生素C，可以清洁修复血管，降低血脂，有助于预防心脑血管疾病。

相宜搭配

青椒+鲳鱼+番茄=健脾养胃，益气养血，柔筋利骨

青椒+鳝鱼=降血糖、尿糖

青椒+鸡蛋=有利于维生素的吸收

青椒+鸡翅=补充维生素C

青椒+鲳鱼=促进维生素C的吸收

青椒+紫甘蓝=促进胃肠蠕动

青椒+猪肝=补血

青椒+苦瓜=抗衰老

青椒+糙米=防止维生素C被氧化

饮食调养

凉拌青椒

原料

青椒300克，酱油、味精、香油各适量。

做法

1 将青椒去蒂、籽，洗净切成不规则的块。

2 青椒放入开水锅中焯透，捞出沥干水备用。

3 把沥干水的青椒放在碗中用精盐腌制30分钟左右；倒掉腌出的水，加入酱油、味精、香油，拌匀即可食用。

用法

分2次食用。

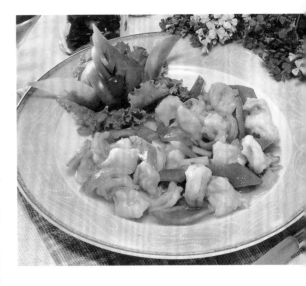

青椒炒虾仁

原料

青椒250克，虾仁225克，植物油、葱段、蛋清、水淀粉各适量，盐2克。

做法

1 青椒洗净，去蒂，切块；虾仁洗净，用蛋清和水淀粉拌匀。

2 炒锅置火上，倒入适量植物油，待油温烧至七成热，放入葱段炒香。

3 加虾仁滑熟，倒入青椒翻炒至熟，用盐调味即可。

用法

分2次食用。

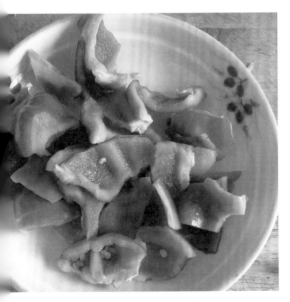

青 椒

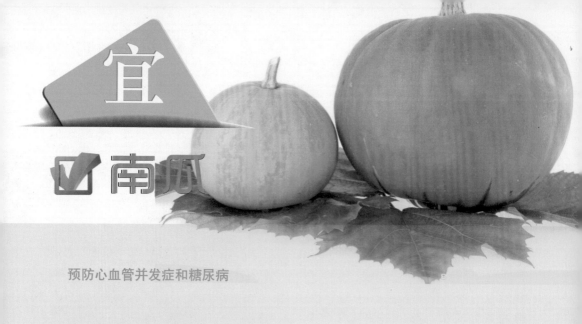

宜

☑ 南瓜

预防心血管并发症和糖尿病

降压营养素

维生素C、钾、胡萝卜素。

南瓜中维生素C含量较高，可以促进有扩张血管，降低血压作用的氮氧化合物生成，并且它还有清洁和软化血管，让血液流动顺畅的作用，所以对降压很有帮助。钾可以排钠，保护血管不受损伤，也有较好的降压作用。南瓜中的胡萝卜素，对降压也有帮助。

对并发症的防治作用

南瓜含有丰富的钴，钴参与人体内维生素B_{12}的合成，是人体胰腺细胞所必需的微量元素，可以预防糖尿病。南瓜中B族维生素含量丰富，也

对糖尿病的预防有积极作用，并且也可以降低高血压患者血液中的同型半胱胺酸水平，减少高血压患者心脑血管疾病的发病率。维生素C和胡萝卜素可以保护血管，增加了南瓜预防心血管疾病的作用。

相宜搭配

南瓜+大麦=补虚养身

南瓜+绿豆=补中益气，清热生津

南瓜+猪肉=增加营养，降血糖

南瓜+枣(鲜)=补脾益气，解毒止痛

南瓜+山药=滋阴润肺，补肾健脾

南瓜+牛腩=健胃益气

南瓜+莲子=通便排毒

南瓜+牛肉=健胃益气

饮食调养

绿豆红枣南瓜汤

原料

南瓜150克，绿豆、红枣各30克。

做法

① 绿豆洗净，用清水浸泡3小时。

② 南瓜去皮去籽，切成小块。

③ 红枣洗净，去核，沥干水分。

④ 绿豆与浸泡水入锅内，再加适量水，大火煮沸，转小火再煮20分钟。

⑤ 下入南瓜、红枣，再次开锅后转小火，小心撇去浮沫，煮至粥黏稠即可。

用法

1次食用。

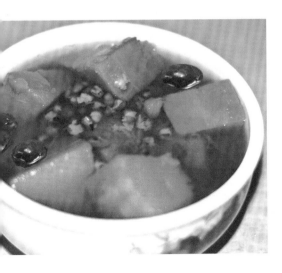

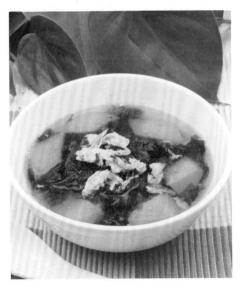

紫菜南瓜汤

原料

紫菜10克，老南瓜100克，虾皮20克，鸡蛋1个，豆油、黄酒、酱油、醋、味精、香油各适量。

做法

① 南瓜洗净，切块。

② 紫菜撕碎，洗净备用。

③ 鸡蛋打入碗内，搅匀。

④ 虾皮用黄酒浸泡。

⑤ 锅置火上，放少许豆油，油热后放入酱油炝锅，加适量水，放入虾皮、老南瓜块煮30分钟。

⑥ 加入紫菜，煮沸，打入搅匀的鸡蛋液，加上醋、味精，淋上香油即可食用。

用法

1次食用。

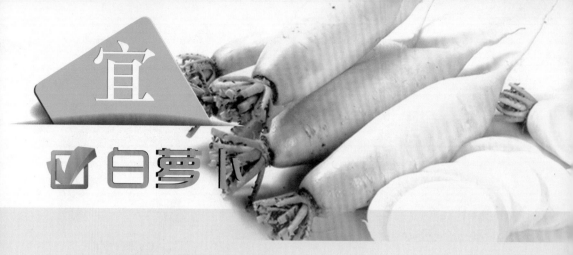

宜

☑ 白萝卜

有助于预防肥胖和高血脂

降压营养素

维生素C、维生素E。

白萝卜中的维生素C有抑制有毒、有害元素升高血压的作用，并且本身也有促进血管扩张、软化而降低血压的作用。白萝卜中的维生素E也可以扩张、软化血管，并能促进钙的吸收。高血压患者补充充足的钙，可以促进血压下降。

对并发症的防治作用

白萝卜中所含的芥子油、挥发油及多种酶类能促进脂肪代谢，避免脂肪在皮下堆积，有助于预防肥胖和高血脂。维生素C和维生素E可以保护和修复血管，阻止血管发生硬化，所以适量吃白萝卜可以预防血管疾病。白萝卜中含有B族维生素，可以帮助高血压患者降低同型半胱氨酸的水平，可明显降低心脑血管病的发病率。

相宜搭配

白萝卜+鹅肉=润肺止咳

白萝卜+羊肉=消积滞，化痰热

白萝卜+豆制品=有利于消化

白萝卜+紫菜=清热止嗽

饮食调养

白萝卜粥

原料

新鲜白萝卜150克，粳米100克。

做法

1. 将粳米、白萝卜洗净，白萝卜切碎粒，备用。
2. 锅内加适量水，用武火烧开。
3. 下入白萝卜粒、粳米，同煮成粥即可食用。

用法

分2次食用。

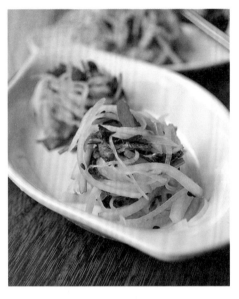

白萝卜拌香菜

原料

白萝卜300克，香菜25克，麻油5毫升，精盐、陈醋、胡椒粉、黑芝麻各适量。

做法

1. 香菜除杂质，连根洗净沥干水分，切成小段。
2. 白萝卜洗净，切成细丝，加入精盐腌制约10分钟，用手挤干水分，放入盆中。
3. 放入香菜和精盐、醋、胡椒粉、黑芝麻、麻油，搅拌数遍即可。

用法

分2次食用。

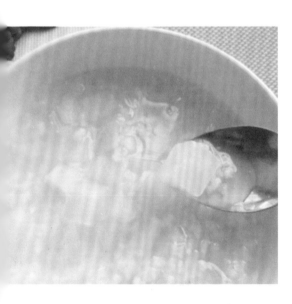

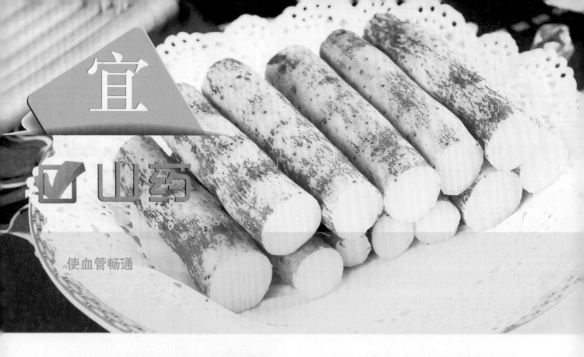

宜

☑ 山药

使血管畅通

膳食纤维、黏液蛋白。

山药中的膳食纤维和黏液蛋白均能阻止人体对脂类的过度吸收，使血管畅通，从而使血压降低。尤其是它们协同作用时，这种效果就更加明显。

对并发症的防治作用

山药中的黏液蛋白，能使糖类缓慢吸收，有控制血糖的作用，可以帮助高血压患者预防糖尿病的发生发展。此外，黏液蛋白还能有效阻止血脂在血管壁沉淀，使血管保持清洁畅通，有助于预防心血管疾病。

相宜搭配

山药+大米=预防贫血，消除疲劳

山药+糯米=补益脾胃

山药+扁豆=补脾益胃，补脾益肾

山药+鳗鱼=补中益气，补阴滋肺

山药+鸭肉=滋阴养颜，补阴养肺

山药+猪肉=消除疲劳，美容肌肤

山药+银耳=滋阴润肺

山药+乌鸡=滋补佳品

山药+莲子=健脾补肾

饮食调养

山药菊花粥

菊 花

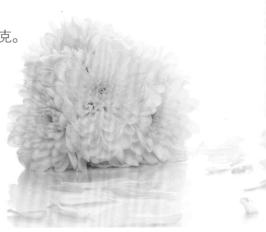

原料

鲜山药50克，粳米100克，干菊花8朵，蜂蜜30克。

做法

① 山药去皮后洗净，切片。

② 干菊花，小火煮10分钟，捞出留汁。

③ 粳米洗净与山药一起放入菊花汁熬煮。

④ 粥成，待稍凉后加入蜂蜜即可服用。

用法

分2次服食。

山药银耳羹

原料

新鲜山药250克，红豆50克，银耳15克，适量冰糖。

做法

① 把山药清洗干净切块，银耳泡软。

② 把红豆放入锅内，加水浸泡1小时，用武火煮沸，再转为文火，续煮10分钟后，关火闷1小时。

③ 放进山药及银耳，大火煮沸后转为小火，山药煮熟后加冰糖即可食用。

用法

分2次食用。

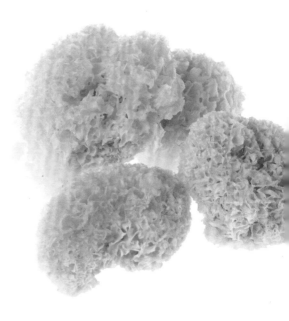

银 耳

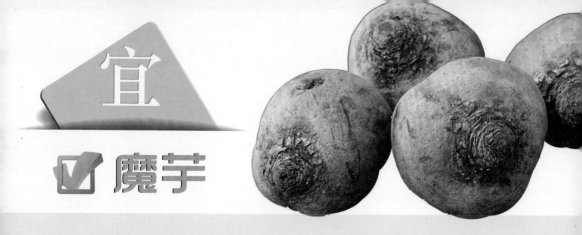

宜

☑ 魔芋

促进人体排钠，降低血压

膳食纤维、硒、钙。

魔芋中含有丰富的膳食纤维，可以促进人体排钠，降低血压，也可以通过减少脂质摄入，保持血管清洁，血液畅通而降低血压。魔芋中大量的硒，可以促进人体合成前列腺素，前列腺素有控制血压的功能，能使血管扩张，从而降低血压。魔芋中含有较多的钙，且极易被人体吸收，充足的钙摄入，可以使血压下降。

对并发症的防治作用

魔芋中的葡萄聚糖在结肠内被细菌发酵分解，产生丙酸等短链脂肪酸，吸收后产生降血脂作用，能有效抑制小肠对胆固醇、胆汁酸等脂肪分解物质的吸收，促进脂肪排出体外，减少脂肪、胆固醇进入血液，降低血清中甘油三酯和胆固醇总量，因此可起到预防心血管疾病的作用。魔芋中的硒含量很惊人，每天吃15克的魔芋就可以满足人体一天的需要。硒可以维持心脏正常功能的作用，能够保护和修复心脏机能，有助于高血压患者预防冠心病。

相宜搭配

魔芋+猪肉=滋补养阴

魔芋+豆腐=清肠通便

魔芋+口蘑=降血脂，减肥

魔芋+豌豆=降压，降脂

饮食调养

魔芋炒豌豆

原料

豌豆100克，魔芋200克，姜5克，尖椒5克，大蒜5克，玉米油10克，盐3克，味精2克，鸡汤少许。

做法

1. 魔芋洗净，切小丁，焯水(换水多焯几次)。
2. 生姜、大蒜洗净，切成细末。
3. 将豌豆洗净，用水煮至酥软。
4. 锅烧热，倒入玉米油，入生姜、大蒜煸炒，再加尖椒煸炒片刻。
5. 倒入豌豆、魔芋急火快炒，加入少许鸡汤、精盐、味精，炒匀即可食用。

用法

分2次食用。

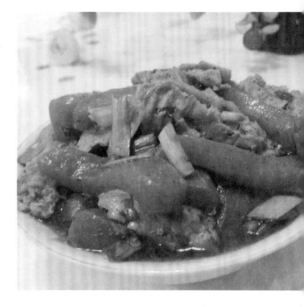

魔芋豆腐炖猪肉

原料

猪肉100克，魔芋豆腐200克，花生油10克，姜、葱、蒜、胡椒粉、辣椒粉、盐、味精、料酒各适量。

做法

1. 猪肉洗净，切片。
2. 魔芋豆腐切成长条。
3. 姜、葱和蒜切成细末。
4. 锅置旺火上烧热，放花生油，烧至六分热，入葱、姜、蒜爆香。
5. 下猪肉炒至变色，放入魔芋豆腐条，加适量水、料酒、盐、胡椒粉、辣椒粉，煮沸。
6. 转小火焖10分钟，加味精调味，即成。

用法

分2次食用。

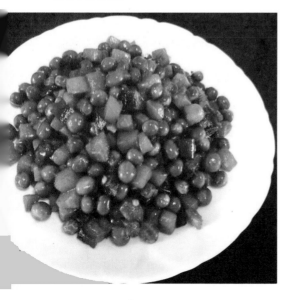

宜

☑ 油菜

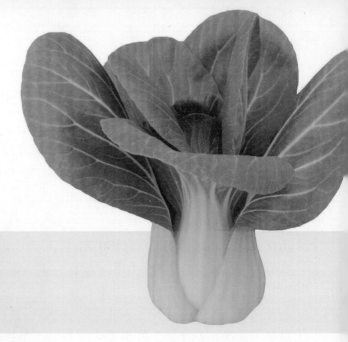

排钠，强化、扩张血管

维生素C、维生素E、钙。

油菜中含有非常丰富的维生素C和维生素E，这两种营养素，均可以促进人体合成氮氧化合物，氮氧化合物可以扩张血管，让血压下降。油菜中钙的含量也很高，且容易被人体吸收，钙可以促进钠的排出，并且血液中足量的钙可以强化血管，还可以使血管正常扩张，从而使血压降低。

对并发症的防治作用

油菜中的叶酸含量很丰富，充足的叶酸可以让高血压患者远离脑中风，对于已发生过中风的患者有明显的保健作用。油菜中的维生素E、维生素C可以保护和修复血管，使血管不会发生硬化和炎性改变，对于预防冠心病和高脂血症有很好的作用。

相宜搭配

油菜+豆腐=润肺止咳平喘，常吃还能增强机体免疫力

油菜+虾=促进钙质吸收

油菜+鸡爪=促进胶原蛋白的生成

油菜+金针菇=促进消化

油菜+香菇=通便

油菜+鸡肉=滋补肝脏，美化肌肤

饮食调养

枸杞油菜粥

原料

枸杞25克，油菜50克，粳米100克，食盐适量。

做法

① 将粳米洗净，用清水浸泡30分钟。

② 将枸杞放入温水中，泡软后捞出，控去水分备用。

③ 油菜洗净后切段，放入开水中焯一下备用。

④ 锅中加适量清水，倒入洗净的粳米和泡粳米的水，开武火煮沸后改文火熬煮至黏稠。

⑤ 放入油菜段、枸杞，加适量食盐调味，煮沸即可。

用法

分2次食用。

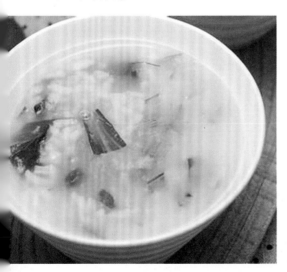

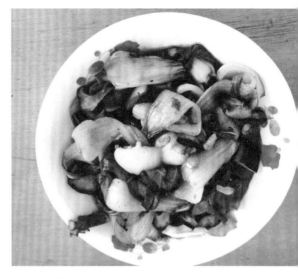

油菜炒香菇

原料

油菜300克，干香菇6朵，盐、花生油、味精、酱油、水淀粉均少许。

做法

① 油菜去掉根，洗净。

② 用水浸泡香菇，洗净，去除根蒂。

③ 烧热炒锅，倒入花生油，烧至六七成热时加入香菇，爆香后放入盐、酱油，再倒入1小碗泡过香菇的水，加盖，改用小火焖至水分将干。

④ 下入油菜翻炒至熟，再用水淀粉勾芡，撒上味精调匀，起锅即可。

用法

分2次食用。

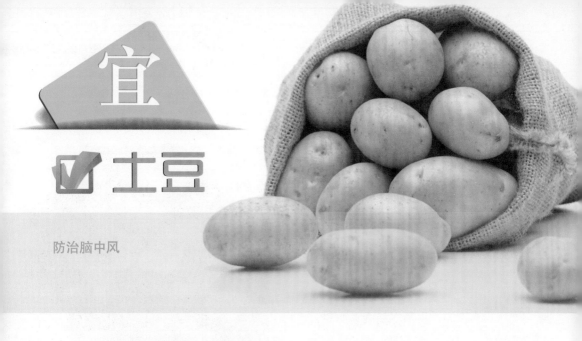

宜

☑ 土豆

防治脑中风

降压营养素

钾、维生素C。

土豆中的钾含量每100克超过300毫克，是高钾食物，有明显的利尿降压作用。土豆中维生素C的含量也很可观，可以促进血管的扩张，血液的顺畅流通，有助于血压下降。

对并发症的防治作用

土豆中含有B族维生素，B族维生素可降低同型半胱氨酸的水平，明显降低心脑血管病的发病率，尤其是叶酸的含量比较高，对于防治脑卒中很明显的作用。

相宜搭配

土豆+扁豆=防治急性肠胃炎、呕吐腹泻

土豆+芹菜=健脾除湿，降压

土豆+牛肉=保护胃黏膜

土豆+黄瓜=清热，减肥

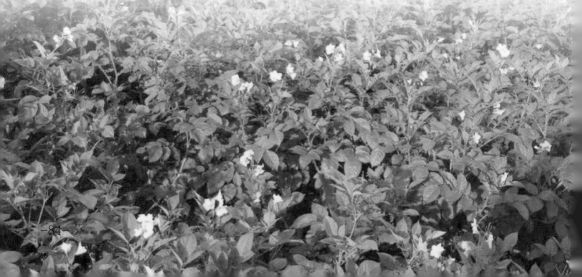

饮食调养

番茄土豆泥

原料

番茄100克，土豆300克，玉米油10克，盐、葱花各适量。

做法

1. 土豆去皮洗净，切成块；番茄洗净，切成块备用。
2. 锅中加玉米油，烧热后倒入番茄块翻炒至出汁。
3. 将土豆块倒入锅中，继续翻炒均匀。
4. 锅中加适量清水，武火煮沸后加盐。
5. 改文火继续煮10分钟，收尽汤汁，撒上葱花，用勺子捣成泥即可。

用法

分2~3次食用。

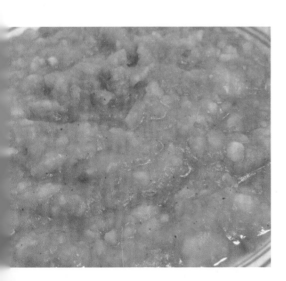

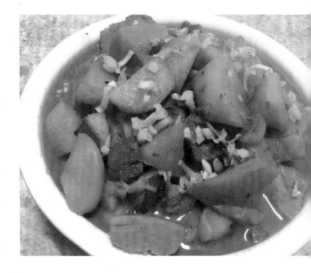

土豆炖兔肉

原料

兔肉200克，土豆500克，葱5克，植物油5克，醋、花椒粒、盐各适量。

做法

1. 兔肉洗净切块；土豆去皮，洗净，切块；葱洗净，分别切成葱花和葱丝备用。
2. 锅内放植物油，烧热，下花椒粒，炸至花椒粒出香味，将其盛出，再下葱丝稍煸，同时下入土豆块和兔肉快速翻炒。
3. 待土豆块稍变软，下盐及醋，撒上葱花，炒匀即可。

用法

分2次食用。

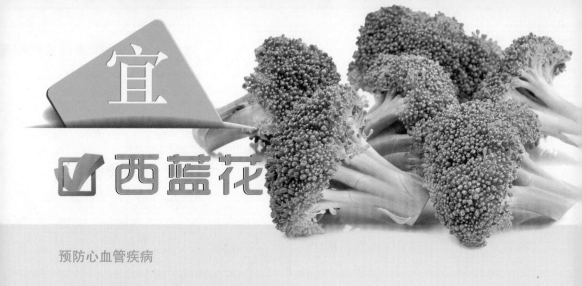

宜

☑ 西蓝花

预防心血管疾病

降压营养素

钾、维生素C、胡萝卜素。

西蓝花的钾钠比值大于10，可以使血管正常扩张，并保持血流通畅，对于高血压有较好的防治作用。西蓝花含有丰富的维生素C，可以有效地促进人体合成氮氧化合物，促进血管的扩张，从而达到血压下降的作用。西蓝花中的胡萝卜素含量很高，有研究表明，它也具有调节血压的作用。

对并发症的防治作用

西蓝花中类黄酮含量极高，类黄酮可以清洁血管，清除血管上的过氧化脂质，防止血小板的不正常凝结，使血管通畅，从而有很好的预防心血管疾病的作用。西蓝花同时含有维生素K与维生素C，可强化血管壁，使其不容易破裂，这对于高血压患者预防脑出血有非常积极的意义。

相宜搭配

西蓝花+虾仁=保护血管

西蓝花+番茄=健脾利胃

西蓝花+鸡肉=滋补活血

西蓝花+鳕鱼=抗衰老

西蓝花+平菇=增强机体免疫力

西蓝花+金针菇=促进智力发育

饮食调养

肉末西蓝花

原料

西蓝花300克，猪瘦肉100克，葱10克，玉米油10克，食盐适量。

做法

1. 猪瘦肉洗净，切成丝备用。
2. 西蓝花洗净、撕成小朵，葱洗净、切成葱花备用。
3. 锅中加适量玉米油，烧至四成热后下葱花炝锅，然后倒入肉丝翻炒至变色。
4. 将西蓝花倒入锅中，继续翻炒至熟，加适量食盐调味即可。

用法

分2次食用。

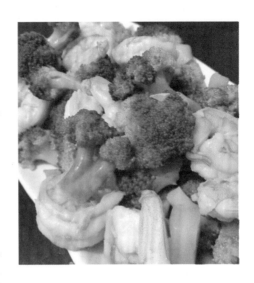

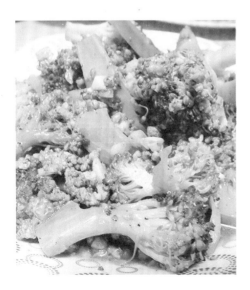

西蓝花炒虾仁

原料

新鲜虾仁100克，西蓝花200克，红彩椒50克，蒜末、料酒、盐、植物油各适量。

做法

1. 西蓝花去粗茎，掰小朵，洗净。
2. 红彩椒洗净，去根、蒂、籽，切成小块。
3. 虾仁洗净，放入沸水中焯一下，过冷水，捞出，沥水。
4. 炒锅上火，倒油烧热，放入蒜末爆香，加入虾仁翻炒。
5. 虾仁变色后烹入料酒，倒入西蓝花、红彩椒大火爆炒，加盐调味即可。

用法

分2次食用。

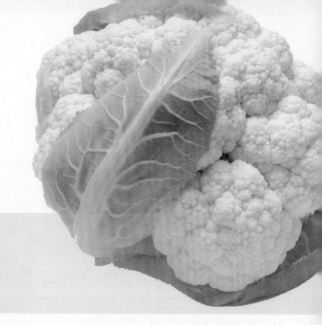

使血管正常扩张

降压营养素

钾、维生素C。

菜花的含钾量是每百克含270毫克以上，是高钾食物(含钾量250毫克/100克)，钾能帮助身体排出多余水分，而且能使血管正常扩张，因此能降低血压。菜花中的维生素C含量非常高，可以促进人体合成氮氧化合物，使血管正常扩张，从而控制血压的升高。

对并发症的防治作用

菜花所含的维生素C、类胡萝卜素能维持血管的健康，使血液循环通畅，能降低常食者患心脑血管疾病的概率。

相宜搭配

菜花+鸡肉=补虚强身，增强免疫力

菜花+玉米=益胃健脾，补虚，助消化

菜花+香菇=利肠胃，开胸膈，壮筋骨，降血脂

菜花+番茄=降压降脂

菜花+猪肉=强身壮体，滋阴润燥

菜花+蘑菇=利肠胃，壮筋骨，降血脂

饮食调养

香菇炒菜花

原料

菜花250克，香菇30克，鸡汤200克，花生油10克，鸡油、水淀粉各10克，葱段4克，味精、姜各2克，盐适量。

做法

1. 把菜花洗净，切成小块，用开水焯一下；把香菇洗净备用。
2. 把炒锅置火上，待油烧至五六成热时，放入葱、姜，煸出香味，再投入盐、鸡汤、味精，烧沸后将葱、姜捞出。
3. 把菜花、香菇分别放入锅内，改用微火烧至入味后，淋入鸡油、水淀粉即可。

用法

分2次食用。

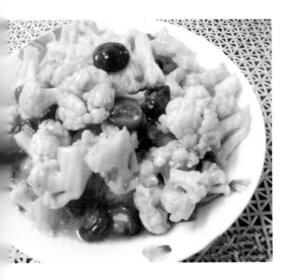

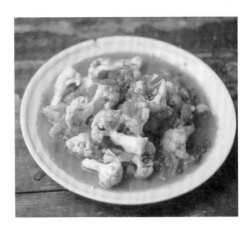

番茄烩菜花

原料

菜花300克，番茄100克，植物油10克，盐3克，葱、姜、花椒、淀粉各5克。

做法

1. 菜花洗净，掰成小朵，心部用刀切片，放热水中焯一下，捞出沥去水分。
2. 番茄用沸水烫一下，去皮，去蒂，切丁。
3. 葱、姜洗净，均切成末，淀粉用水调成湿淀粉。
4. 炒锅内放油，下花椒炸至焦黄，将花椒铲出不要。
5. 下葱、姜煸出香味，下菜花、盐炒片刻。
6. 下番茄块，稍炒后，用湿淀粉勾薄芡，出锅撒上葱花即可。

用法

分2次食用。

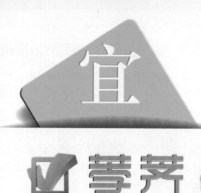

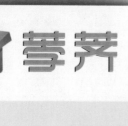

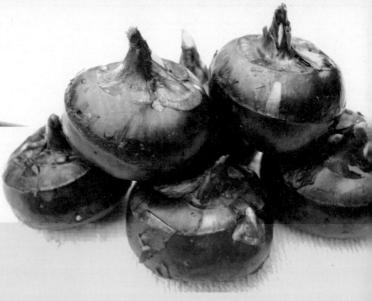

降低高脂血症的发生率

降压营养素

钾、荸荠英、膳食纤维。

荸荠中的钾含量很高，有很好的利尿排钠作用，可以对抗因高钠引起的高血压。荸荠英，有降低血压的作用。荸荠中的膳食纤维含量比较高，有助于人体内多余的钠排出体外，辅助降低血压。

对并发症的防治作用

荸荠中的膳食纤维有助人体排出体内的脂肪和胆固醇，降低高脂血症的发生率。

相宜搭配

荸荠+黑木耳=清热化痰，滋阴生津

荸荠+核桃=有利于消化

荸荠+海蜇皮=清热化痰，消积通便，降压止咳

荸荠+兔肉=滋阴止咳，补虚生津

荸荠+豆浆=清热解毒，主治便血

荸荠+白酒=清热，化痰，消积

荸荠+香菇=益胃助食，调理脾胃，清热生津

饮食调养

荸荠豆浆

原料

荸荠100克，黄豆50克。

做法

❶ 黄豆洗净泡6小时。

❷ 荸荠去皮，洗干净，切成小粒。

❸ 两种原料一起放入豆浆机，榨成豆浆即可。

用法

分2次食用。

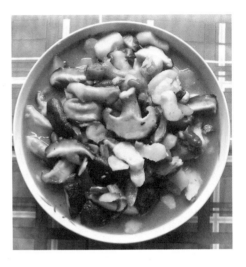

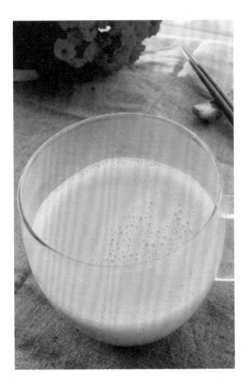

荸荠炒香菇

原料

荸荠200克，干香菇15克，青、红辣椒末10克，葱花、水淀粉、盐、鸡精、植物油各适量。

做法

❶ 荸荠去皮洗净，切片。

❷ 干香菇用清水泡发，洗净，入沸水中焯透，捞出，切片。

❸ 炒锅置火上，倒入适量植物油，待油温烧至七成热，放葱花及青、红辣椒末炒香，放入荸荠和香菇片翻炒4分钟，用盐和鸡精调味，水淀粉勾芡即可。

用法

分2次食用。

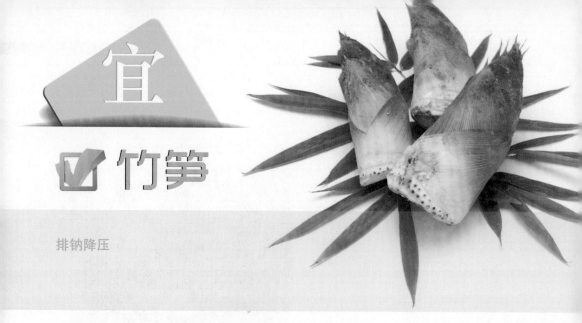

宜

☑ 竹笋

排钠降压

降压营养素

膳食纤维、钾。

竹笋中的膳食纤维含量高，可以促进钠的排出，预防高钠引起的血压高。竹笋的钾含量很高，钠含量极低，有很好的降压效果。

对并发症的防治作用

竹笋中的膳食纤维含量高，可延缓肠道中食物的消化和葡萄糖的吸收，有助于稳定血糖。竹笋中的锰也可以降低血糖，对于高血压患者防治糖尿病有一定的作用。

相宜搭配

竹笋+香菇=利尿，降压

竹笋+猪肉=通便降糖

竹笋+猪腰=滋补肾脏，利尿

竹笋+鸡肉=温中益气，补精填髓

竹笋+鲍鱼=滋阴益精，清热利尿

竹笋+枸杞=清热止咳，平肝明目

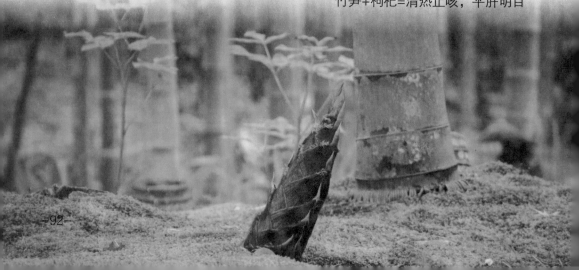

饮食调养

炝拌竹笋腐竹

原料

竹笋250克，腐竹50克，花生油10克，葱花、盐、花椒、鸡精各适量。

做法

1. 腐竹洗净，切菱形段，入沸水中焯一下，捞出，晾凉，沥干水分。

2. 竹笋洗干净，切片，入沸水中焯透，捞出，晾凉，沥干水分；取盘，放入笋片、腐竹段、盐和鸡精搅拌均匀。

3. 炒锅置火上，倒入适量花生油，待油温烧至七成热，加葱花、花椒炒出香味，关火。

4. 将炒锅内的油连同葱花一同淋在腐竹和竹笋上拌匀即可。

用法

分2次食用。

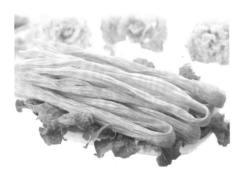

腐 竹

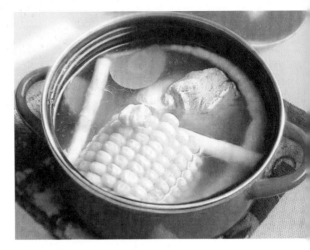

竹笋玉米瘦肉汤

原料

嫩竹笋200克，甜玉米300克，瘦肉200克，胡萝卜1根，海米30克，盐、胡椒粉各适量。

做法

1. 瘦肉切成拳头大小的方块，放入热水中汆烫，去除血腥味，捞出备用。海米洗净。

2. 玉米切段，竹笋、胡萝卜洗干净，切成合适的大小，铺在汤锅底部。

3. 再依次加入汆烫好的肉块、冲洗好的海米于锅内，一次性加足2500毫升水，放在火上，大火烧开。

4. 汤烧开后，维持火力煮5分钟，并用汤勺撇干净浮沫，转小火，继续煲40分钟。

5. 最后加盐、胡椒粉调味就可以了。

用法

分2次食用。

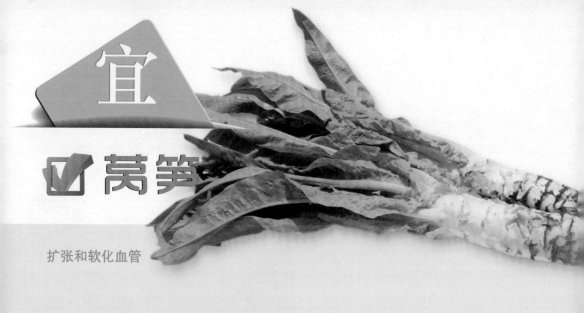

宜

☑ 莴笋

扩张和软化血管

钾、维生素C、碘。

莴笋属于典型的高钾低钠食材，所含的钾元素是钠元素的五六倍，有利于维持人体内水盐平衡，对于稳定血压非常有益。莴笋中的维生素C含量也比较高，可以扩张和软化血管，从而帮助血压下降。此外，莴笋还含有少量的碘元素，经常食用有助于缓解紧张情绪，帮助高血压患者提高睡眠质量，降低因休息不好引发的高血压。

莴笋中的维生素C可以清洁和软化血管，让血管保持正常的功能，并可以促进胆固醇的排出，有助于高血压患者预防心脑血管疾病。

莴笋+胡萝卜=降压，健脾止泻

莴笋+黑木耳=增强食欲，促进消化，防治高血压、高血脂、糖尿病

莴笋+芸豆=补钙

莴笋+香菇＝利尿通便，降脂降压

莴笋+蒜苗=防治高血压

莴笋+牛肉=补气养血

饮食调养

莴笋炒肉

原料

红彩椒100克，莴笋200克，猪瘦肉100克，葱段、姜丝各10克，植物油、酱油、味精、盐各适量。

做法

1. 红彩椒洗净后，切菱形块；莴笋剥皮、洗净、切菱形块；猪瘦肉切片备用。

2. 锅中加适量植物油，烧热后下葱段、姜丝炝锅。

3. 将猪肉片倒入锅中，翻炒至断生，淋入少许酱油，炒匀。

4. 莴笋块和红彩椒块倒入锅中，炒至九分熟。

5. 加适量味精和盐调味，继续炒熟即可。

用法

分2次食用。

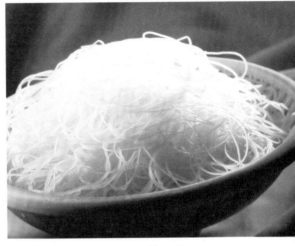

粉　丝

粉丝拌莴笋

原料

莴笋300克，粉丝100克，红椒丝30克，盐、醋、味精、蒜泥、香油各适量。

做法

1. 将粉丝入锅煮熟，捞出沥水。

2. 莴笋洗净，切丝，置沸水中焯2分钟，捞起，挤掉多余水分。

3. 把粉丝、莴笋、红椒丝一起放入盘内，加盐、醋、味精、香油、蒜泥调味，拌匀即可。

用法

分2次食用。

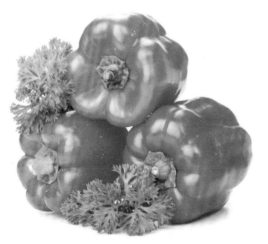

红彩椒

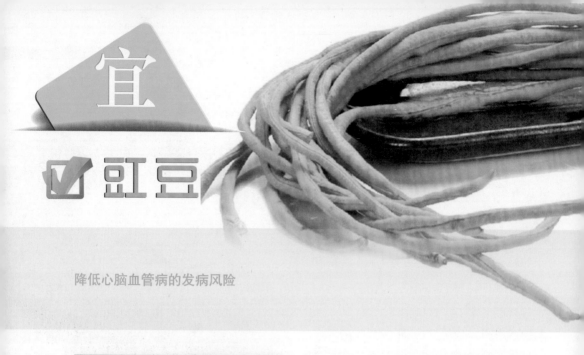

宜 ✓ 豇豆

降低心脑血管病的发病风险

钾、镁。

豇豆中的镁含量比较多，镁能引起血管扩张，可以辅助心脏收缩、跳动，将血液输送到全身。镁能稳定血管平滑肌细胞膜的钙通道，激活钙泵，泵入钾离子，限制钠内流，还能减少应激诱导的去甲肾上腺素的释放，从而起到降低血压的作用。豇豆也是高钾低钠食物，钾因子为31.6，有很好的降压作用。

对并发症的防治作用

豇豆的膳食纤维和B族维生素含量丰富，可促进消化，减少脂质在体内的存积量，有助于预防肥胖和血脂升高，且B族维生素还可以帮助高血压患者降低血液中同型半胱氨酸的水平，可明显降低心脑血管病的发病风险，阿尔茨海默症、糖尿病及其并发症发生的可能性也会大大降低。

相宜搭配

豇豆+大蒜=有效防治高血压

豇豆+香菇=益气补虚，健脾

豇豆+猪肉=增进食欲

豇豆+空心菜=健脾利湿，通利小便

豇豆+土豆=防治急性肠胃炎、呕吐、腹泻

豇豆+鸡肉+木耳=防治心血管病

豇豆+玉米=补脾止遗，保护血管

豇豆+冬瓜=补肾消肿

豇豆+绿豆=清热解毒，补脾胃

饮食调养

豇豆玉米粥

原料

豇豆100克，葱5克，盐适量，玉米粒100克。

做法

1. 将豇豆洗净，切成小粒。
2. 玉米粒淘洗干净；葱切为碎末。
3. 豇豆与玉米粒同放锅内，加清水适量，文火煮粥。
4. 粥成后加入葱花和盐，稍煮即成。

用法

分2次食用。

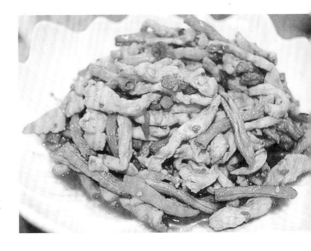

鸡丝烩豇豆

原料

鸡肉100克，豇豆300克，植物油、料酒、淀粉、葱、姜、盐各适量。

做法

1. 将鸡肉切成细丝，用料酒、葱、姜、盐少许调汁浸好；淀粉加水调汁待用。
2. 把豇豆洗净，切成小段。
3. 油入锅，烧热，倒入鸡丝，炒至变色，下入豇豆，炒匀，加少许盐和开水50~100毫升焖烧。
4. 待10分钟后，再加入淀粉汁，烩熟即成。

用法

分2次食用。

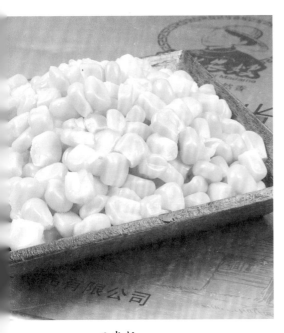

玉米粒

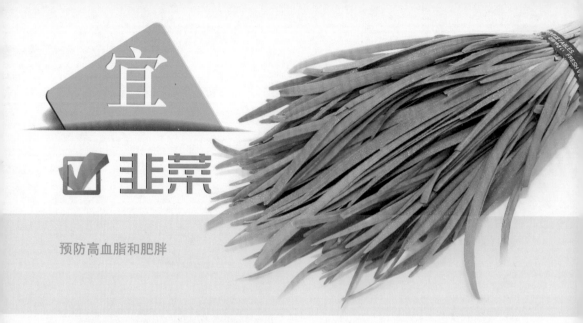

宜 ☑ 韭菜

预防高血脂和肥胖

降压营养素

膳食纤维、维生素C、钾。

韭菜是高钾低钠蔬菜，能抵制人体内钠盐的浓度过高，有利于降血压，韭菜中的膳食纤维也很丰富，同样也可以对抗钠盐过高引起的血压升高。又因其富含维生素C，可以促进人体合成有降压作用的氮氧化合物，所以韭菜也是一种不可多得的降压蔬菜。

对并发症的防治作用

韭菜中所含的挥发油和含硫化合物具有疏调肝气、增进食欲、增强消化、促进血液循环及降脂作用，且韭菜中的膳食纤维也有降脂减肥作用，所以常吃韭菜可以帮助高血压患者预防高血脂和肥胖。韭菜中叶酸含量高，有助于帮助高血压患者预防脑卒中。

相宜搭配

韭菜+蚕豆=消腹胀，助消化

韭菜+豆腐=补肾健脾

韭菜+豆芽=解毒补虚，通肠利便，有助于减肥

韭菜+鸡蛋=补肾壮阳，行气止痛

饮食调养

韭菜炒土豆丝

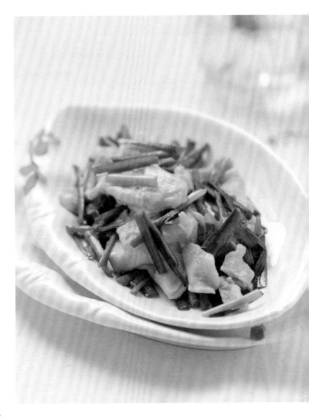

原料

土豆250克，韭菜100克，葱15克，植物油3克，芝麻油2克，醋、盐各适量。

做法

1. 土豆去皮洗净，切成丝，然后倒入清水中浸泡片刻，捞出沥去水分备用。
2. 韭菜洗净切段，葱洗净切成段备用。
3. 将适量芝麻油、醋和盐倒入碗中，搅拌均匀制成调味汁。
4. 锅中加适量植物油，烧热后倒入土豆丝急火快炒至七成熟，将韭菜、调味汁和葱段倒入锅中，继续翻炒至熟即可。

用法

分2次食用。

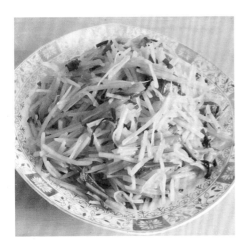

韭菜炒鸡蛋

原料

韭菜300克，鸡蛋2个，植物油、葱末、姜末、盐各适量。

做法

1. 韭菜择洗干净，切段。
2. 鸡蛋打成蛋液，炒成块盛出。
3. 油锅烧热，爆香葱末、姜末，放韭菜炒至断生，加盐，倒入鸡蛋翻匀即可。

用法

分2次食用。

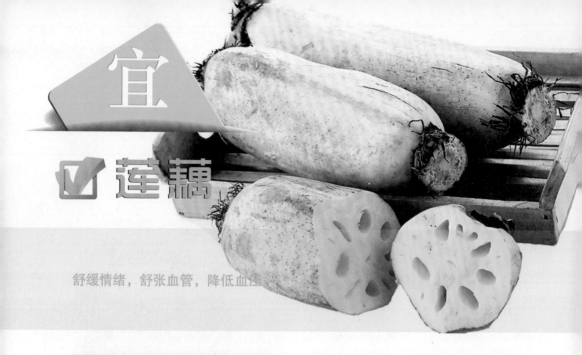

宜

☑ 莲藕

舒缓情绪，舒张血管，降低血压

降压营养素

生物碱、维生素C。

莲藕含有生物碱，具有舒缓情绪、舒张血管、降低血压的作用。莲藕中维生素C的含量高，可以促进有降压作用的氮氧化合物生成，从而达到降压的目的。并且莲藕也是高钾因子蔬菜，有明显的利尿作用，可以促进人体钠的排出，从而避免高钠引起的高血压。

对并发症的防治作用

莲藕中的维生素C可以抑制人体内胆固醇过高，且能阻止血管发生炎性病变，对于高血压患者预防心脑血管疾病很有助益。莲藕中B族维生素含量也比较高，对于改善消化、预防糖尿病等症有效。且因叶酸含量也很高，对于预防高血压患者易发的脑卒中有很好的防治作用。

相宜搭配

莲藕+鳝鱼=滋养身体，强肾壮阳

莲藕+猪肉=滋阴血，健脾胃

莲藕+章鱼+红枣=补中益气，养血健骨，滋润肌肤

莲藕+生姜=生津止渴，止吐

莲藕+核桃仁=活血破瘀，通经

莲藕+粳米=健脾开胃，养血止泻

莲藕+莲子=补肺益气，除烦止血

莲藕+百合=润肺止咳，清心安神

莲藕+糯米=补中益气，滋阴养血

饮食调养

海带藕粥

原料

海带10克，藕、粳米各50克，盐1克。

做法

1 海带泡发，切碎末。

2 藕洗净，切碎末。

3 粳米洗净。

4 将所有原料一起入锅，煮成粥，加盐调味即可。

用法

1次食用。

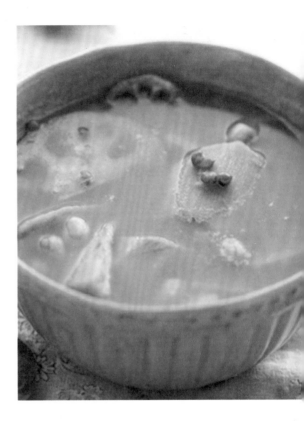

绿豆莲藕汤

原料

绿豆30克，藕150克，冰糖适量。

做法

1 绿豆洗净，用清水泡3小时。

2 藕洗净，切成片。

3 绿豆与浸泡水入锅，煮至豆熟。

4 下入藕，再煮沸。

5 加入冰糖，糖化关火即可食用。

用法

分2次食用。

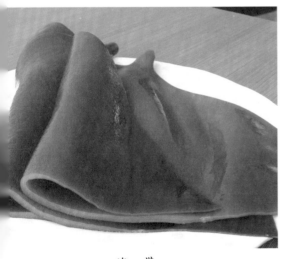

海 带

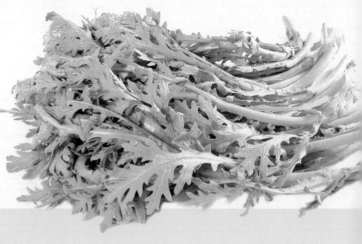

宜 ☑ 茼蒿

抑制血管不正常的收缩

降压营养素

挥发性精油、胆碱、芸香素、槲皮素、钾。

茼蒿含多种挥发性精油及胆碱等，能使血管正常扩张，降低血压。芸香素与槲皮素能抑制血管不正常的收缩，也有降低血压的作用。茼蒿中的钾盐能调节体内水液代谢，使血管保持健康通畅。

对并发症的防治作用

茼蒿中的膳食纤维可以促进人体内脂肪和胆固醇排出，减少吸收，对于高血压患者预防肥胖和高脂血症有帮助。且茼蒿中的B族维生素含量较高，尤其是叶酸的含量很高，可以帮助高血压患者有效降低脑卒中的风险，对有脑卒中既往史的人群效果更为明显。

相宜搭配

茼蒿+肉=提高胡萝卜素和维生素A的吸收利用率

茼蒿+鲫鱼+豆腐=营养均衡

茼蒿+鸡蛋=降压，止咳，安神，提高维生素A的吸收利用率

茼蒿+冰糖=治疗热咳浓痰，通便

茼蒿+蒜=润肠通便，开胃健脾，降压，补脑

茼蒿+蜂蜜=润肺化痰，止咳祛热

茼蒿+鱿鱼=健脾，消肿，清热解毒

茼蒿+茶树菇=清肝，明目，降压

饮食调养

茼蒿鸡蛋汤

原料

茼蒿150克，鸡蛋1个，葱花、植物油、水淀粉各适量，盐2克。

做法

① 茼蒿洗净，切段；鸡蛋洗净，备用。

② 锅置火上，倒入适量植物油，待油温烧至七成热，放葱花炒香，加适量清水煮沸。

③ 打入鸡蛋，小火煮3分钟，待汤再次沸腾，放入茼蒿段，再煮沸，用盐调味，淋水淀粉勾薄芡即可。

用法

分2次食用。

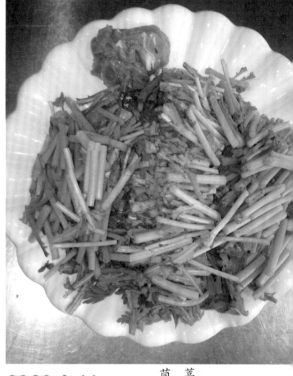

茼 蒿

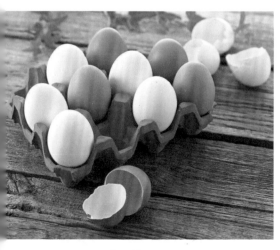

鸡 蛋

茼蒿肉丝

原料

茼蒿300克，猪肉100克，胡萝卜半根，料酒、淀粉、酱油、盐、白糖、植物油各适量，蒜蓉、姜末各5克。

做法

① 猪肉洗净，切成丝，放入碗中，加料酒、酱油、淀粉腌渍15分钟。

② 茼蒿择洗干净，沥干水分，切段。

③ 胡萝卜去皮，洗净，切片。

④ 锅置火上，倒油烧至五成热，下猪肉滑散，待猪肉变色，捞出，沥油。

⑤ 锅留底油烧热，下蒜蓉、姜末炒香，加入胡萝卜、茼蒿翻炒，将猪肉下锅，加料酒后略炒，再加盐、白糖炒匀即可。

用法

分2次食用。

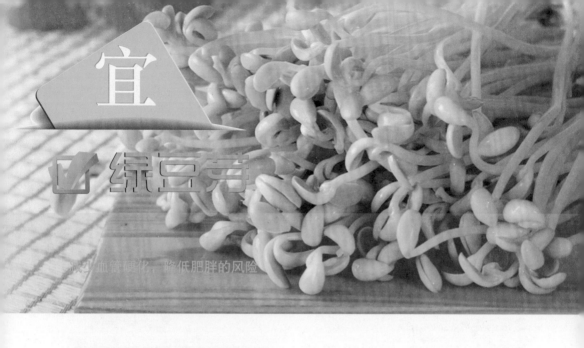

宜 绿豆芽

减少血管硬化，降低肥胖的风险

维生素C、膳食纤维。

绿豆芽中的维生素C和膳食纤维都比较多，所以绿豆芽既能抑制人体高钠引起的血压升高，又能扩张和软化血管，对于高血压患者来说是比较理想的蔬菜。

对并发症的防治作用

绿豆芽热量低，高膳食纤维，又富含维生素C，可以抑制人体中的脂肪沉积，减少血管硬化和肥胖的风险，所以吃绿豆芽，对于预防高脂血症和动脉硬化很有帮助。

相宜搭配

绿豆芽+木耳=清热补血

绿豆芽+韭菜=补虚解毒

绿豆芽+鸡肉=保护心脏

绿豆芽+鲫鱼=通乳汁

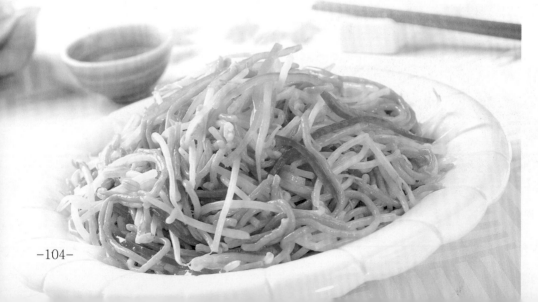

饮食调养

肉丝炒绿豆芽

原料

猪瘦肉100克，绿豆芽300克，玉米油10克，红椒丝、姜丝、葱花、精盐、味精、水淀粉各适量。

做法

① 猪瘦肉洗净，切成细丝。

② 绿豆芽去根，洗净，沥干水分。

③ 将肉丝放入碗中，加入精盐和水淀粉拌匀。

④ 油入锅，烧热，下姜丝、红椒丝、葱花爆香，放入肉丝翻炒至变色。

⑤ 下绿豆芽爆炒，加入盐、味精，炒匀即可。

用法

分2次食用。

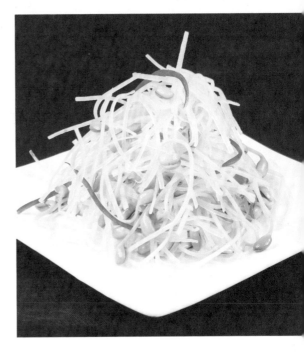

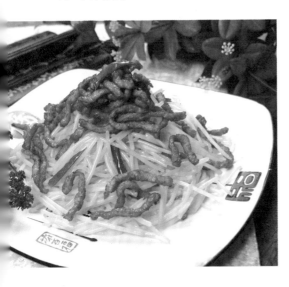

爆炒绿豆芽

原料

绿豆芽300克，红椒10克，花椒10粒，大蒜4瓣，食用油、盐、味精各适量。

做法

① 绿豆芽洗净，沥干水分。

② 大蒜去皮，用刀面拍扁，切碎末。

③ 红椒洗净，切丝。

④ 炒锅内倒入适量油烧热后，放入红椒、花椒、大蒜爆香。

⑤ 倒入绿豆芽大火爆炒1分钟，调入盐和味精炒匀即可。

用法

分2次食用。

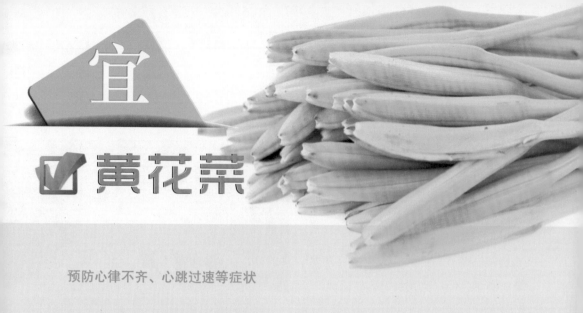

宜 ☑ 黄花菜

预防心律不齐、心跳过速等症状

降压营养素

钾、钙、镁、维生素E、烟酸。

黄花菜中钾的含量非常高，可以很好地抑制人体内钠的浓度，从而避免钠离子浓度过高引起的高血压，并且钾可以增强动脉、静脉和毛细血管弹性，从而使血压下降。黄花菜中的钙也很丰富，丰富的钙质可以增加血管的弹性和韧性，所以对降低血压有利。黄花菜中的镁，可以扩张血管，保护心脏，减少去甲基肾上腺素的释放，可以降血压。维生素E和烟酸均有扩张血管的作用，且维生素E还可以软化血管，让血液流动更畅通，所以适当吃黄花菜对于高血压患者非常有益。

对并发症的防治作用

黄花菜中的钾和镁，可维持心肌正常功能，可以预防心律不齐、心跳过速等症状。维生素E和烟酸，降低血液中的胆固醇，对于高血压患者预防心脑血管疾病很有助益。

相宜搭配

黄花菜+梅头肉=生津止渴，利尿通乳

黄花菜+猪肉=滋补气血，补精填髓

黄花菜+鸡蛋=清热解毒，滋阴润肺，止血消炎

黄花菜+芦笋=养血，止血，除烦

黄花菜+猪心=除烦，养心，助眠

黄花菜+黄瓜=补虚养血，利湿

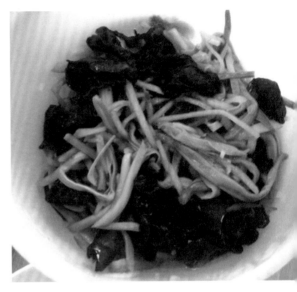

饮食调养

黄花菜瘦肉汤

原料

猪瘦肉50克，黄花菜100克，红枣10克，盐少许。

做法

① 猪瘦肉洗净，切成小块，备用。

② 黄花菜洗净，红枣去核洗净，同猪肉、盐一起入砂锅中煲至肉烂即可。

用法

1次食用。

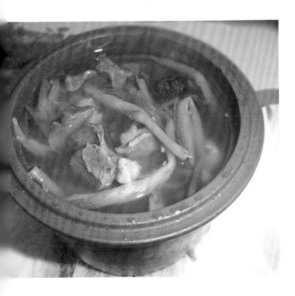

拌黄花菜

原料

黄花菜200克，冬笋100克，木耳50克，红辣椒25克，姜5克，大葱5克，花椒粒5克，食物油10克，糖、盐、醋、味精各适量。

做法

① 木耳泡发，洗净，撕碎备用；黄花菜洗净，用开水氽一次，捞出晾凉，稍挤出些水分，放在碗里备用。

② 冬笋洗净，切成细丝，入沸水锅，焯熟，捞出，沥干水分，放在黄花菜上。

③ 葱、姜、红辣椒均切丝，待用。

④ 锅内下入油烧热，投入花椒粒炸出香味，捞出花椒粒，下葱，姜，炒出香味，浇在笋丝上。

⑤ 将其余调料放在碗里，拌匀即可。

用法

分2次食用。

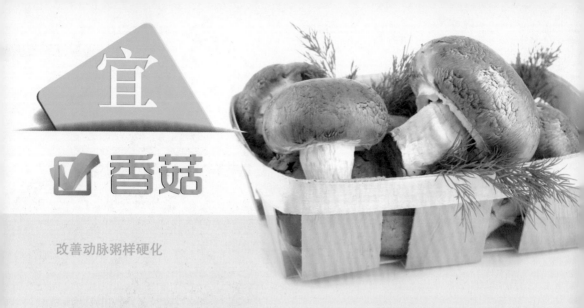

宜

☑ 香菇

改善动脉粥样硬化

降压营养素

香菇嘌呤、烟酸、膳食纤维。

香菇中含有的香菇嘌呤能抑制肝脏中胆固醇的合成，减少血液中的胆固醇，改善动脉粥样硬化，从而降低血压。香菇中的烟酸含量也很高。烟酸可以扩张血管，它的降脂作用也很强，可以改善动脉硬化，从而让血压下降。香菇中的膳食纤维可以促进人体中的钠排出体外，对抗高钠引起的高血压。

对并发症的防治作用

香菇中含有的香菇嘌呤等核酸物质及膳食纤维能促进胆固醇的分解和排出，改善动脉硬化并使血压降低，对于高血压患者预防高脂血症很有帮助。香菇中的叶酸含量很丰富，可以有效降低脑卒中风险，对有脑卒中既往史的人群效果更为明显。

相宜搭配

香菇+豆腐=清热解毒，补气生津，化痰理气，抗癌，降低血压和血脂

香菇+油菜=减肥排毒

香菇+薏米=健脾利湿，理气化痰

香菇+毛豆=益气补虚，健脾和胃

香菇+猪蹄=养血通乳，滋润皮肤

香菇+蘑菇=滋补强身，消食化痰，清神降压，润肤

香菇+西蓝花=滋补元气，润肺，化痰，改善食欲不振

香菇+菜花=利肠胃，开胸膈，壮筋骨，降血脂

香菇+大米=有利于骨骼和牙齿的健康

饮食调养

香菇鸡肉汤

原料

鸡胸脯肉300克，香菇300克，大豆油15克，葱花、姜丝、盐各适量。

做法

❶ 香菇洗净泡软，鸡肉洗干净，切片。

❷ 鸡肉入油锅中略煎，变色即可。

❸ 将香菇和姜丝等一起放入锅内，加水熬汤，大火烧开后转小火煮约20分钟，加葱花、盐调味即可。

用法

每次吃鸡肉100克左右，香菇随意。

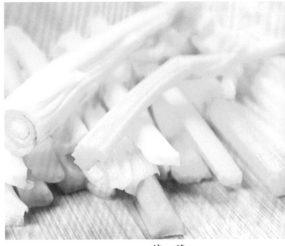

芹 菜

芹菜炒香菇丝

原料

芹菜200克，水发香菇100克，葱丝、盐、水淀粉、麻油、清汤各适量。

做法

❶ 把芹菜切成4厘米长的段，再将香菇切成丝。

❷ 用旺火把油烧热，先把葱丝、芹菜放进去，煸炒几下，再放香菇丝，加少许盐，炒匀。

❸ 加20毫升清汤，盖上盖，改用小火焖一会儿。

❹ 出锅前，用水淀粉勾芡，加少许麻油，炒匀。

用法

分2次食用。

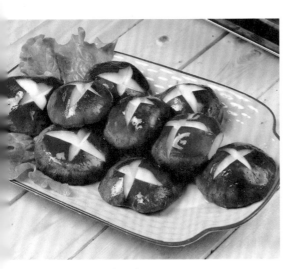

香 菇

金针菇

保护血管，防止动脉壁受损

降压营养素

钾、烟酸、膳食纤维。

金针菇高钾低钠，可保护血管，防止动脉壁受损，并能促进钠的排出，降压又能防治高钠引起的高血压。金针菇中的烟酸可以扩张血管，降低血压。金针菇中丰富的膳食纤维也可以排钠降压。

对并发症的防治作用

金针菇中的膳食纤维和烟酸均有降血脂的功效，所以常吃一些金针菇可以防治高脂血症。金针菇中的钾有保护血管，维持体液酸碱平衡的功能，能帮助高血压患者预防心脑血管方面的疾病。

相宜搭配

金针菇+鸡肉=益气补血

金针菇+西蓝花=增强肝脏解毒能力，提高机体免疫力

金针菇+豆干=促进新陈代谢

金针菇+豆腐=益智强体，降脂

金针菇+黑木耳=安脏，补心智，明目

金针菇+白菜=养颜嫩肤，减肥健身

金针菇+绿豆芽=清热消毒，防治中暑和肠炎

金针菇+萝卜=健胃消食，降脂

饮食调养

金针菇鸡蛋汤

原料

金针菇200克，鸡蛋2个，青菜心60克，酱油、精盐、料酒、鲜汤、植物油各适量。

做法

1️⃣ 将鸡蛋打入碗中，加入料酒、精盐后搅拌均匀。

2️⃣ 将金针菇洗净、去蒂，放入开水锅中，略焯后捞出。

3️⃣ 将青菜心洗干净，切成段。

4️⃣ 将锅中植物油烧热，加入青菜心段煸透；加入金针菇、鲜汤烧沸。

5️⃣ 将鸡蛋液、精盐、酱油加入锅中，烧开后即可食用。

用法

分2次食用。

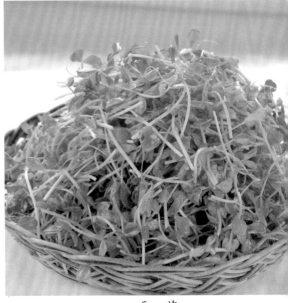

豆 苗

金针菇豆苗黄瓜汤

原料

鸡骨汤500毫升，金针菇150克，口蘑、豌豆苗、黄瓜各50克，盐、味精、植物油各适量。

做法

1️⃣ 金针菇、豌豆苗择洗净，口蘑洗净切片。

2️⃣ 黄瓜洗净切片。

3️⃣ 油锅烧热，放入豌豆苗、金针菇、口蘑煸炒，加入鸡骨汤、黄瓜片、盐、味精，烧熟入味即可。

用法

分2次食用。

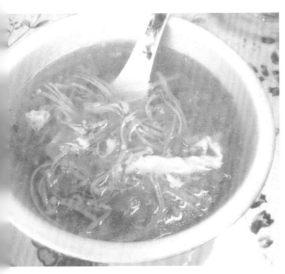

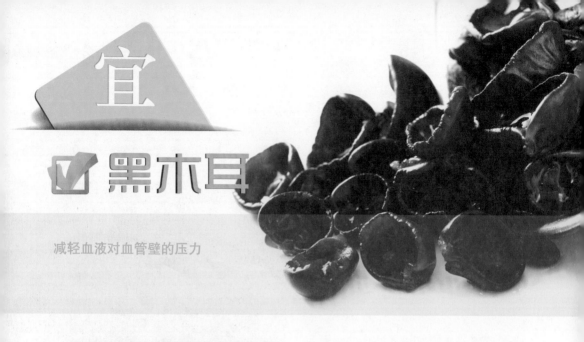

宜

☑ 黑木耳

减轻血液对血管壁的压力

木耳多糖、维生素E、胶质。

黑木耳中的多糖能抑制胆固醇在血管壁上的沉积，防止动脉硬化和血栓的形成，减轻血液对血管壁的压力，从而起到降低血压的作用。黑木耳中的维生素E含量很高，维生素E可以保障体内一氧化氮的供应，一氧化氮能显著调节血压，使血压稳定。并可促进人体对钙的吸收，间接强化、扩张动脉血管，降低血压，且维生素E强大的抗氧化能力，可以清洁血管，消除血管上的过氧化脂质，软化血管，促进血液畅通，从而降低血压。黑木耳中的胶质可以促进人体内多余钠的排出，软化血管，降低血压。

黑木耳中含特殊的植物胶质，能促进胃肠蠕动，并包裹脂肪、胆固醇等物质，减少人体对食物中脂肪和胆固醇的吸收，达到降血脂的作用，对于高血压患者预防肥胖和高脂血症很有帮助。

黑木耳＋乌鸡＝补血活血

黑木耳＋豆角＝防治高血压、高血脂、糖尿病

黑木耳＋银耳＝补肾，润肺生津

黑木耳＋黄瓜＝降脂减肥

黑木耳＋红糖＝补血强体，暖身

黑木耳＋豆腐＝稳定血糖，益气生津，滋阴润肺，降脂减肥

黑木耳＋蒜苗＝益气养胃，润肺，凉血止血，降脂减肥

黑木耳＋草鱼＝促进血液循环

黑木耳＋竹笋＝清热泻火，促进人体对铁元素的吸收

饮食调养

木耳鸡肉汤

原料

木耳30克，鸡肉200克，料酒8毫升，胡椒粉2克，清汤800毫升，姜、葱、素油、盐、味精各适量。

做法

① 木耳清洗干净，放入盆内用温水泡发，去蒂。

② 把鸡肉洗净，姜切片、葱切段。

③ 锅中入素油烧热，放入葱、姜爆香，放入精盐、料酒和少量清汤，用武火煮沸后放入鸡肉，用文火炖1小时，然后下入木耳，炖半小时。

④ 汤中放入味精、胡椒粉等作料，略煮一下倒入汤盆内即可。

用法

分2次食用。

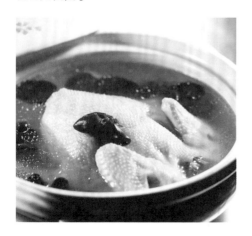

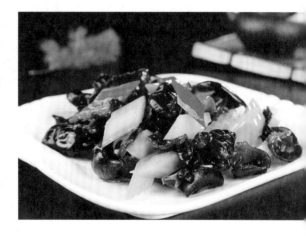

黑木耳拌芹菜

原料

黑木耳100克，芹菜250克，醋、红椒片、食盐各适量。

做法

① 黑木耳泡发，洗净，去根蒂，与红椒片一起焯熟，捞出、沥去水分。

② 芹菜洗净，切成段，加适量食盐腌制片刻，挤去水分。

③ 将黑木耳、红椒片、芹菜段装盘，加适量醋和食盐调味即可。

用法

分2次食用。

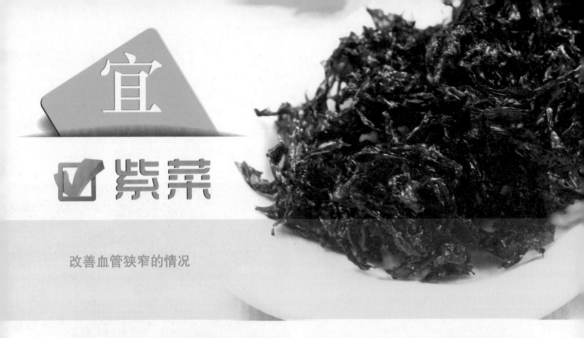

宜
☑ 紫菜

改善血管狭窄的情况

锗、钙、钾、烟酸。

紫菜中含有的锗，可促进镉这种导致血压升高的有害物质的排出，而且能改善血管狭窄的情况，促进血管的机能正常，有助于高血压病的防治。紫菜中含有丰富的钙质，人体如果摄入充分的钙，能增加尿钠排出，减轻钠对血压的不利影响，有利于降低血压。紫菜中丰富的钾可抑制钠从肾小管的吸收，促进钠从尿液中排出，有效利用蛋白质来修复破坏的组织，增强动脉、静脉和毛细血管弹性，预防血管硬化，让血压降低。紫菜中大量的烟酸也可以扩张和软化血管，降低血脂，使血压下降。

对并发症的防治作用

紫菜中含有红藻素，红藻素可以预防脑血栓等高血压并发症。紫菜中丰富的烟酸可以促进人体内的胆固醇分解，降低血脂，有效预防高脂血症和高胆固醇血症。

相宜搭配

紫菜+豆腐=营养互补

紫菜+猪肉=软坚化痰，滋阴润燥

紫菜+卷心菜=更好地发挥营养功效

紫菜+鸡蛋=补充维生素B$_{12}$和钙质

紫菜+海带=利水祛湿，降脂减肥

紫菜+白萝卜=清肺热，止咳

紫菜+紫甘蓝=营养吸收更全面

饮食调养

紫菜炒鸡蛋

原料

紫菜(干)30克，鸡蛋150克，素油10克，葱花、红椒末、盐各适量。

做法

1. 紫菜发透，撕成丝，沥干水分。
2. 鸡蛋磕入碗中打散，与紫菜、红椒末、葱花、盐，搅匀。
3. 炒锅置武火上烧热，加入素油，待油烧至六成热加入鸡蛋，改用文火先将一面煎黄，再煎另一面，煎至熟透即可。

用法

分3次食用。

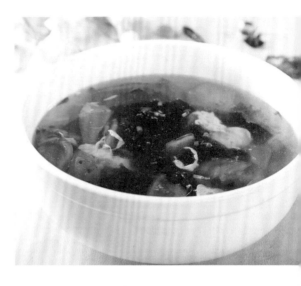

紫菜番茄鸡蛋汤

原料

紫菜15克，鸡蛋50克，番茄200克，豆油5毫升，葱、盐、味精、香油各适量。

做法

1. 葱洗净，切成葱花，取汤碗，放入葱花、盐、味精、香油等调料。
2. 番茄洗净切片，紫菜洗净。
3. 鸡蛋打入碗中，放盐，用筷子搅匀。
4. 豆油入锅，烧热，倒入鸡蛋浆，煎炒至蛋香味，注入适量开水，投入番茄，再烧约10分钟。
5. 放入紫菜，煮沸，倒入放调料的汤碗中即可。

用法

分2次食用。

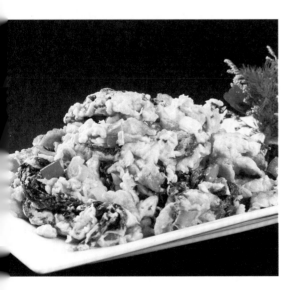

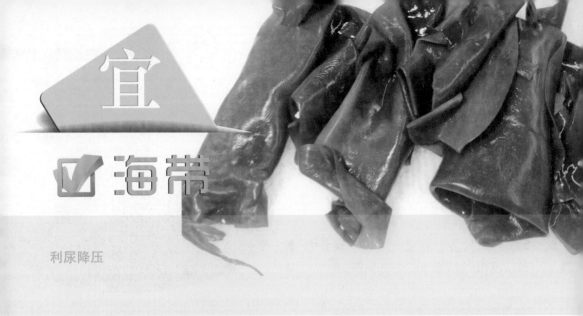

宜

☑ 海带

利尿降压

降压营养素

甘露醇、岩藻多糖、钙、镁、钾、褐藻酸。

海带中所含的甘露醇有利尿降压的作用，在高血压的治疗上应用很多。海带中的岩藻多糖能阻止红细胞凝结反应，可预防血栓和因血液黏性增大而引起的血压上升。海带中的钙含量很高，足够的钙摄入，可以让血压平稳下降。海带中镁的含量也非常丰富，镁能引起血管扩张，可以辅助心脏收缩、跳动，将血液输送到全身，并能保证钙、钾发挥正常的生理机能，促进血压下降。海带中的褐藻酸，降压效果很明显。

对并发症的防治作用

海带中的多糖类物质能降低血液中胆固醇和甘油三酯的含量，对高血压并发冠心病、高脂血症的患者很有益处。海带中丰富的钙质，有利于预防骨质疏松。

相宜搭配

海带+菠菜=防治结石

海带+芝麻=美容，抗衰老

海带+冬瓜=降压降脂

海带+黑木耳=治疗甲状腺病症，降血压，软化血管，解毒通便

饮食调养

黄豆拌海带丝

原料

黄豆100克，海带200克，葱、蒜各5克，植物油、醋、酱油和盐各适量。

做法

1. 黄豆洗净，浸泡3小时，倒入水中煮熟，捞出沥去水分备用。
2. 海带洗净切成丝备用。
3. 葱洗净切葱花，蒜洗净捣成泥。
4. 锅中加适量植物油，烧热后下葱花和蒜泥爆香，关火。
5. 将海带丝和黄豆装盘，倒入葱、蒜、油，加适量酱油、醋和盐拌匀即可。

用法

分2次食用。

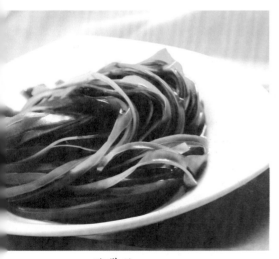

海带丝

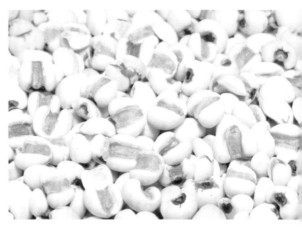

薏米

海带薏米蛋汤

原料

海带30克，薏米30克，鸡蛋3个，植物油、盐、胡椒粉各适量。

做法

1. 把海带洗净，切成丝。
2. 薏米洗净，与海带丝一同放到高压锅内，加水把海带、薏米炖至极烂，连汤备用。
3. 油入锅，烧热，把打匀的鸡蛋炒熟。
4. 将海带丝、薏苡仁连汤倒入鸡蛋中，加盐、胡椒粉适量，炖煮片刻即可。

用法

分2次食用。

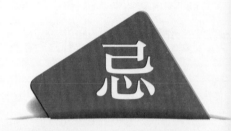

忌

咸菜 对高血压患者的危害

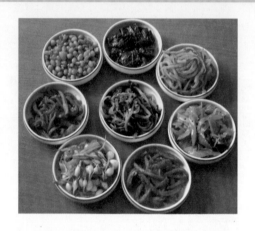

咸菜中的盐分含量非常高，长期吃咸菜可导致血管张力升高，从而诱发高血压。

多吃咸菜还容易导致体内血容量增加，加重心脏和肾脏的负担。

酸菜 对高血压患者的危害

酸菜在腌制的过程中，许多营养素特别是维生素C被破坏，而维生素C具有促进胰岛素分泌、保护血管壁的功效，因此高血压患者不宜多吃酸菜。

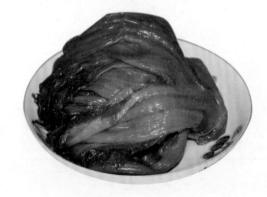

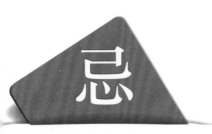

忌

✗ 泡菜 对高血压患者的危害

泡菜也属于腌制食品，盐分较高，不益于高血压患者。

腌制泡菜的大白菜本身含有一定量的硝酸盐，在发酵和贮藏中，硝酸盐转化为亚硝酸盐，亚硝酸盐可与胃中的胺类结合形成亚硝胺，亚硝胺有致癌作用。

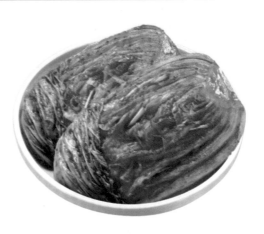

✗ 辣椒 对高血压患者的危害

辣椒，辛辣，可导致大便秘结难排，患者排便时，会使腹压升高，血压骤升，易诱发脑出血，所以高血压患者忌吃辣椒为好。

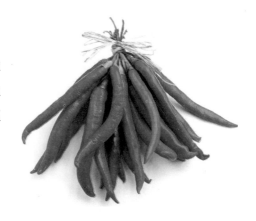

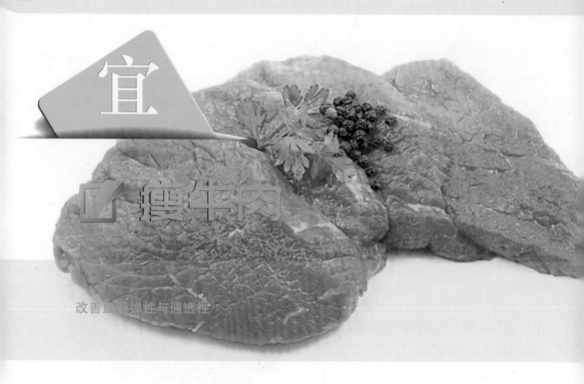

宜

瘦牛肉

改善血管弹性与通透性

降压营养素

优质蛋白质、锌、烟酸、钾、硒。

瘦牛肉含有丰富的优质蛋白质和较少的脂肪，优质蛋白质可改善血管弹性与通透性，促进钠元素排出体外，适量摄入优质蛋白质，可降低高血压的发病率。牛肉中含有较多的锌，可以防治有毒金属元素铬造成的血压升高。牛肉中的烟酸含量很高，它可以扩张血管，降低体内胆固醇和甘油三酯含量，增加高密度脂蛋白，促进血液循环，从而起到降低血压的作用。牛肉中钾和硒的含量也很可观，它们也有明显的降压作用。

对并发症的防治作用

牛肉蛋白含量高，脂肪含量低，同时含有丰富的维生素E、硒等强抗氧化物质，对心脑血管有很好的养护作用，特别适合高血压患者日常食用。牛肉中的镁、硒、锌等物质可以促进胰岛素的分泌，对于高血压患者预防糖尿病有帮助。

相宜搭配

牛肉+生姜＝暖身驱寒

牛肉+蚕豆＝健脾养血，利水消肿

牛肉+南瓜＝健胃益气

牛肉+芹菜＝开胃强身

牛肉+红枣＝补虚强身

牛肉+香菇＝补气养血，暖中补肾

饮食调养

西芹炒瘦牛肉

原料

西芹200克，瘦牛肉100克，胡萝卜50克，姜、葱、盐各5克，素油50克，酱油10克，生粉20克，鸡蛋1个。

做法

① 西芹洗净切4厘米的段。

② 瘦牛肉、胡萝卜洗净，切成薄片。姜切末，葱切段。

③ 把牛肉片放碗内，打入鸡蛋、生粉、盐、酱油，拌成稠状加少许水挂浆，待用。

④ 把炒锅置武火上烧热，再加入素油，烧至六成热时，加入姜和葱爆香，随即下入瘦牛肉片、胡萝卜片、西芹，炒至断生即成。

用法

分2次佐餐食用。

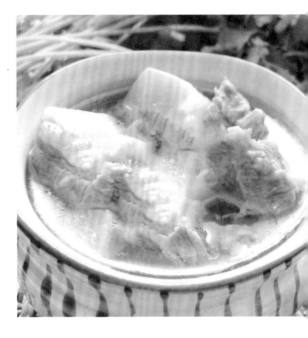

牛肉炖白萝卜

原料

白萝卜300克，牛肉200克，姜、料酒、食盐各适量。

做法

① 白萝卜、牛肉洗净，切块备用。

② 锅内放适量清水，将牛肉放入锅内，锅开五六分钟后捞出，水倒掉。

③ 锅里换水烧开，放入牛肉、姜、料酒、盐，炖至六成熟，将白萝卜入锅炖至熟即可。

用法

分2次食用。

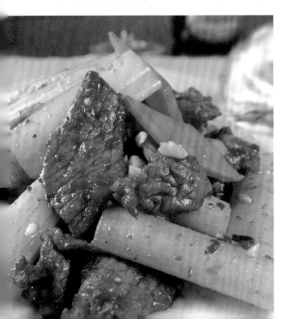

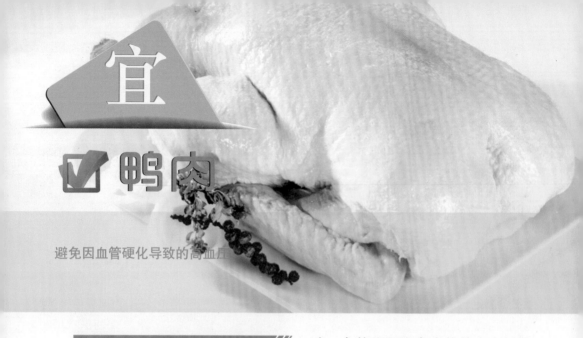

宜

☑ 鸭肉

避免因血管硬化导致的高血压

降压营养素

硒、烟酸。

鸭肉中的硒能促进人体合成前列腺素，前列腺素有控制血压的功能，能使血管扩张，从而使血压下降。硒还能保护内皮细胞，减轻血管重构，增强血管功能，避免因血管硬化等原因导致的高血压。鸭肉中含有的烟酸，能够减少血液中的低密度脂蛋白及甘油三酯，扩张血管，使血压下降。

对并发症的防治作用

鸭肉中的脂肪酸大部分为不饱和脂肪酸，有助于促进人体内胆固醇的分解消化，对于高血压患者预防高脂血症有帮助。且鸭肉中的硒和烟酸不仅有降压功能，还有很好的降脂和保护血管功能，所以经常适量吃鸭肉对于预防心脑血管方面的疾病有帮助。尤其是阴虚有内热的高血压患者，更适合食用有滋阴补虚效果的鸭肉。

相宜搭配

鸭肉+酸菜=滋阴养胃，杀菌

鸭肉+山药=消除油腻，滋阴补肺

鸭肉+桂花=滋阴补虚，化痰散瘀，利尿消肿

鸭肉+竹笋=缓解痔疮

鸭肉+海参=补益五脏

鸭肉+干贝=滋阴补肾，养胃生津

鸭肉+干冬菜=清热止咳

鸭肉+沙参=滋阴生津

鸭肉+海带=软化血管

鸭肉+冬虫夏草=补肾，止咳，止汗

鸭肉+玉竹+沙参=滋阴补肾，生津止渴

饮食调养

鸭肉粥

原料

鸭肉150克，粳米100克，葱15克，植物油5克，酱油、盐各适量。

做法

① 鸭肉洗净后切成片，葱洗净后切成葱花备用。

② 准备一口平底锅，加植物油，烧至四成热后放入鸭肉片，表面煎熟，盛出备用。

③ 锅中加适量清水，倒入洗净的粳米，煮至七分熟后放入煎好的鸭肉片和葱花，加酱油、盐调味，继续煮熟即可出锅。

用法

分2次食用。

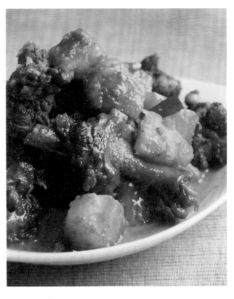

土豆炖鸭

原料

鸭子100克，土豆200克，姜片、生抽、植物油各适量，盐2克。

做法

① 鸭子洗净，斩成方块；土豆洗净，去皮，切滚刀块。

② 油锅烧八成热，放姜片爆香，再倒入鸭块翻炒，加入适量清水烧开，改为中小火，加盖焖煮约20分钟。

③ 烧至汤汁约剩一半时，加入切好的土豆块、盐，搅拌均匀后，继续焖煮，最后加少许生抽上色，即可出锅。

用法

分2次食用。

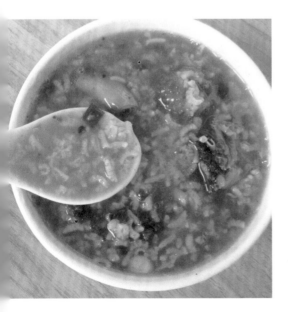

宜 ☑ 鸡肉

抑制血管紧张素转化酶的活性

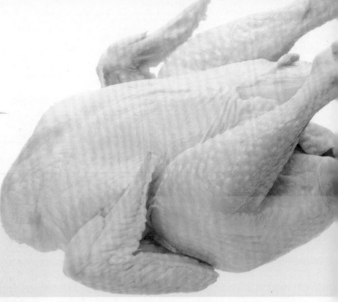

胶原蛋白、烟酸。

鸡肉中的胶原蛋白，可改善血管弹性，通过抑制血管紧张素转化酶的活性，减少血管紧张素Ⅱ的生成，使血管舒张，达到降低血压的作用。鸡肉中的烟酸含量丰富，烟酸可以清理血管中的过氧化脂蛋白，扩张血管，使血流通畅，从而达到降压的目的。

对并发症的防治作用

鸡肉含有较多的油酸和亚麻酸，这两种不饱和脂肪酸可以降低对人体健康不利的低密度脂蛋白胆固醇，鸡肉中的烟酸也有降血脂的生理功能，所以经常适量吃鸡肉有助于高血压患者预防高脂血症。

相宜搭配

鸡肉+松子=促进维生素E的吸收

鸡肉+柚子=温中益气，补肺下气，消痰止咳

鸡肉+薏米+板栗=补肾虚，益脾胃，利湿止泻

鸡肉+红豆=益气补血，滋阴活血

鸡肉+冬瓜=减肥利尿

鸡肉+金针菇=健脾养胃，益气利尿，补肾填精

鸡肉+菜心=填精补髓，活血调经

鸡肉+栗子=补肾虚，益脾胃

鸡肉+竹笋=暖胃益气，补精填髓

鸡肉+豆角+木耳=防治心血管疾病

鸡肉+绿豆芽=降低心血管疾病及原发性高血压的发病率

鸡肉+油菜=强化肝脏

饮食调养

香菇鸡肉汤

原料

香菇30克，鸡脯肉50克，香油3克，盐适量。

做法

① 香菇洗净，切成片。

② 鸡脯肉洗净，煮熟，撕成丝，备用。

③ 锅中加适量清水，武火煮沸后放入香菇片，改文火继续煮至八成熟。

④ 将鸡丝倒入锅中，继续煮熟，加盐和香油调味即可。

用法

1次食用。

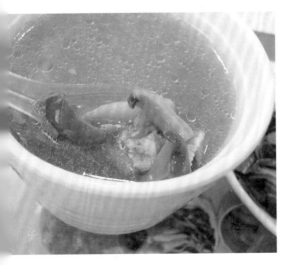

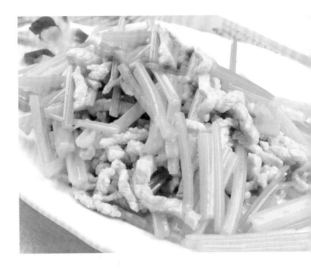

芹菜鸡脯肉

原料

芹菜50克，鸡脯肉150克，姜5克，葱、蒜各10克，盐3克，素油30克。

做法

① 芹菜洗净，切4厘米长的段。

② 鸡脯肉洗净，切4厘米见方的块。

③ 姜切片，葱切段，蒜去皮切片。

④ 把炒锅置武火上烧热，加入素油，六成熟时加入姜、葱、蒜爆香。

⑤ 加入鸡肉、芹菜、盐炒匀，加水300毫升，用文火煲30分钟即成。

用法

每次食鸡脯肉50克。

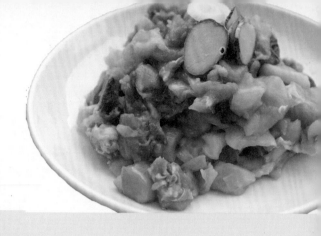

宜 ☑ 兔肉

改善因神经紧张而引起的血压居高不下

降压营养素

烟酸、钾、硒、卵磷脂。

兔肉中的卵磷脂可使大脑神经及时得到营养补充，利于消除疲劳，调整心态，改善因神经紧张而引起的血压居高不下。兔肉中的烟酸含量很高，有助于扩张血管，让血压下降。兔肉中的钾可以通过其利尿作用，排出人体内多余的钠，避免人体因高钠引起血压升高。兔肉中的硒含量也很可观，可以促进人体合成有降压作用的前列腺素。

对并发症的防治作用

兔肉中的卵磷脂含量很丰富，卵磷脂具有乳化、分解油脂的作用，可增进血液循环，改善血清脂质，清除过氧化物，使血液中胆固醇及中性脂肪含量降低，减少脂肪在血管内壁的滞留时间，促进粥样硬化斑的消散，防止由胆固醇引起的血管内膜损伤，可以帮助高血压患者预防和治疗动脉硬化症。又因其有降血糖的作用，也可以防治糖尿病。兔肉低脂、低蛋白、低热量，是很好的保健肉类，特别适合高血压患者食用。

相宜搭配

兔肉+大蒜＝加速脂肪排出

兔肉+葱＝降脂减肥

兔肉+枸杞＝降糖止渴，明目

兔肉+玉兰花＝滋阴养气，清热凉血

兔肉+松子＝美容养颜，益智醒脑

饮食调养

芹菜炒兔丝

原料

净兔肉250克，芹菜150克，鲜红椒25克，葱、混合油、香油、盐、味精、黄酒、胡椒粉、湿淀粉各适量，鲜汤200毫升，鸡蛋清1个。

做法

1. 将芹菜择去根洗净，切成段。鲜红椒洗净，去蒂去籽，切细丝。

2. 将葱切段，兔肉洗净，切成细丝，放入碗中，用盐、黄酒、鸡蛋清、湿淀粉上浆抓匀。

3. 用盐、味精、湿淀粉、鲜汤、胡椒粉调对成汁。

4. 炒锅置火上，放油烧至五成热，下兔肉丝炒至变色。

5. 下鲜红椒丝、芹菜快速翻炒至断生，加入调好的汁，翻炒均匀，放入葱段，淋上香油，装盘即成。

用法

分2次食用。

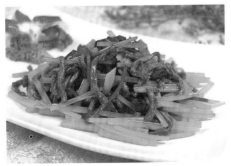

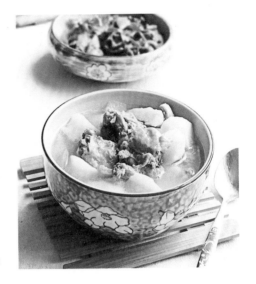

兔肉山药汤

原料

兔肉200克，山药300克，盐、料酒、姜片、葱段各适量。

做法

1. 兔肉洗净，切块，入沸水锅中汆一下，捞出沥水备用。

2. 山药洗净，去皮，切滚刀块。

3. 将兔肉块放入砂锅中，加入适量清水，旺火烧沸后转文火。

4. 加入葱段、姜片、料酒和山药，文火煮1小时，加盐调味即可。

用法

分2次食用。

宜 ✓ 鹌鹑肉

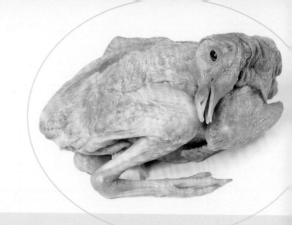

保护血管，阻止动脉硬化

卵磷脂、烟酸、硒。

鹌鹑肉中的卵磷脂可以调整心态，放松心情，对于缓解因心理因素导致的血压升高有很好的缓解作用。鹌鹑肉中烟酸与硒的含量很高，这两种物质都有较理想的直接或间接降压效果。

对并发症的防治作用

鹌鹑肉含丰富的卵磷脂，可生成溶血卵磷脂，抑制血小板凝聚，可阻止血栓形成，保护血管壁，阻止动脉硬化。鹌鹑肉中含有丰富的维生素B_2，维生素B_2负责脂肪和蛋白质的分解，帮助将氧气运输到人体的所有部位。鹌鹑肉也是分解血管内壁上的过氧化脂最有效的物质之一，保护血管，预防动脉硬化。所以高血压患者适量吃鹌鹑肉，不仅可以预防心血管疾病，还有助于预防糖尿病、高血压等并发症。

相宜搭配

鹌鹑肉+红豆=补脾益气，除湿

鹌鹑肉+山药=补脾润肺，延缓衰老

鹌鹑肉+枸杞=治肾虚、腰痛、两腿酸困、体弱多病等症

鹌鹑肉+羊肉=补气养血

鹌鹑肉+当归+红枣=补气养血，调经

饮食调养

枸杞鹌鹑汤

原料

鹌鹑肉200克，枸杞子30克，料酒10毫升，盐3克，胡椒粉2克，大葱8克，姜8克，高汤适量。

做法

① 枸杞子洗净，鹌鹑肉洗净、切成块。

② 将枸杞子与鹌鹑肉一起放锅内，注入高汤，加入料酒、盐、胡椒粉、姜、葱，共煮至肉熟烂即成。

用法

分2次食用。

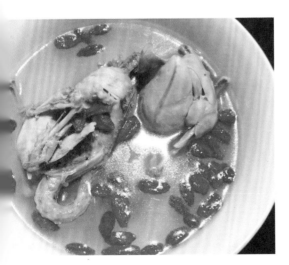

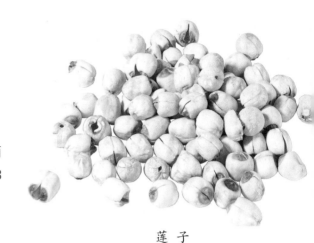

莲 子

莲枣煲鹌鹑

原料

鹌鹑肉200克，莲子10克，红枣10克，老姜2块，鸡油10克，米酒、胡椒粉、鲜汤、盐、味精、葱各适量。

做法

① 鹌鹑肉洗净，切块，放入有米酒的沸水锅内去血水捞出。

② 莲子开水泡开；红枣清洗干净后切薄片；老姜块拍碎。

③ 砂锅内放适量清水，把鹌鹑肉、莲子、老姜块、葱、鲜汤、鸡油放入，大火烧沸，捞出浮沫。

④ 小火煲至少3~4小时，捞去杂质，再放入盐、胡椒粉，再煲至鹌鹑肉酥烂，加味精即可。

用法

分2次食用。

宜

☑ 鸡蛋

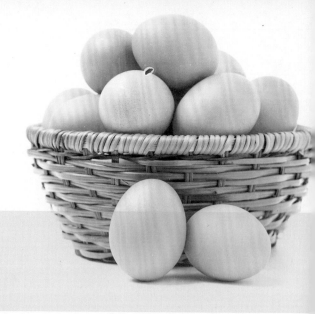

改善血液循环和血压状态

降压原理

蛋白质。

熟鸡蛋中的蛋白质可以被胃部和小肠中的酶催化转换，产生具有抑制血管紧张素转换酶活性能力的多肽，使其不能转换为血管紧张素Ⅱ，从而改善血液循环和血压状态。

对并发症的防治作用

鸡蛋中含有丰富的卵磷脂，可使胆固醇和脂肪的颗粒变小，并使之保持悬浮状态，从而阻止胆固醇和脂肪在血管壁的沉积，降低血脂。

相宜搭配

鸡蛋+番茄=获得更全面的营养

鸡蛋+韭菜=益肾壮阳

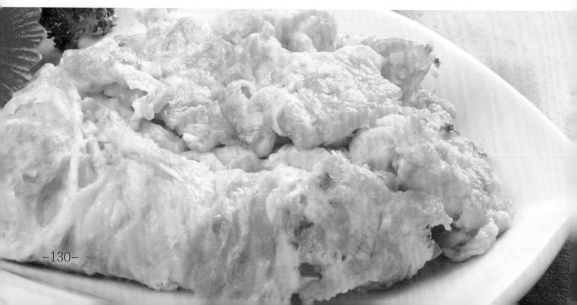

降压食谱推荐

香椿炒鸡蛋

原料

香椿150克，鸡蛋2个，盐1克，植物油适量。

做法

❶ 香椿洗干净，下入沸水中焯烫，捞出，切碎；鸡蛋磕入碗中，搅匀成蛋液。

❷ 锅内倒植物油烧热，放入鸡蛋液炒到凝结成块，投入香椿末拌匀，加入盐调味，炒至香椿入味即可。

用法

1次食用

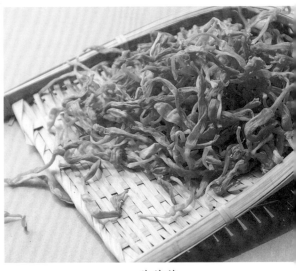

黄花菜

黄花菜炒鸡蛋

原料

鸡蛋3个，干黄花菜50克，料酒、酱油、白糖、植物油各适量，盐1克。

做法

❶ 把鸡蛋打入碗中，加料酒、少许酱油，搅匀。

❷ 黄花菜洗干净，提前泡半小时，切成段，放入开水中焯一下，捞出，控干水分，备用。

❸ 炒锅置火上，加油烧热，倒入鸡蛋液炒熟，放入黄花菜，下白糖、盐炒熟即可。

用法

1次食用

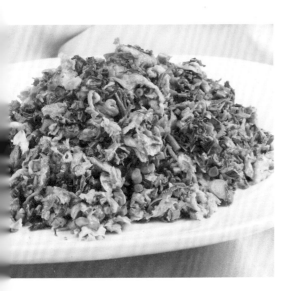

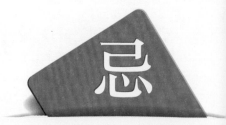

忌

猪五花肉 对高血压患者的危害

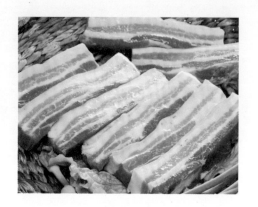

　　猪五花肉是高脂肪、高热量的食物，高血压患者要少吃。

　　高血压患者长期食用五花肉容易肥胖，引起高胆固醇、高脂血症等。

猪肝 对高血压患者的危害

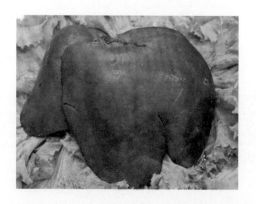

　　高血压患者往往伴有脂代谢异常，还要预防肥胖，因此要注意保持血脂正常，而猪肝是富含高胆固醇的食物，因此要少吃。

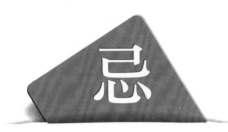

☒ 腊肉　　对高血压患者的危害

腊肉通常采用五花肉来腌制，其所含的饱和脂肪和热量非常高，而且在腌制的过程中，需要放大量的盐，导致此类食物钠盐含量超标，常食易加重肾脏负担，从而使发生高血压的风险加大。

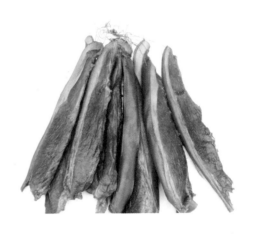

☒ 狗肉　　对高血压患者的危害

中医认为，高血压病病因虽多，但大部分属阴虚阳亢性质，狗肉温肾助阳，能加重阳虚阳亢型高血压的病情。高血压的其他病因或为肾阳虚、虚阳上扰、痰火内积、瘀血阴络等，食用狗肉或躁动浮阳或加重痰火或助火燥血，也都不利于病情。

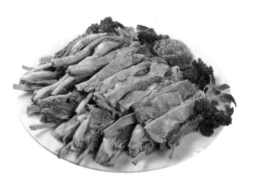

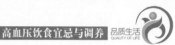

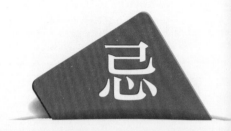

忌

火腿肠 对高血压患者的危害

火腿肠一般是通过盐腌制的，再经过火烤或烟熏制而成。调查分析，100克火腿肠里含有3～5克盐，也就是说，食用2根日常生活中经常看到的拇指粗细的火腿肠，就达到或超过了人体一天所需的摄盐量。因此高血压患者不宜食用。

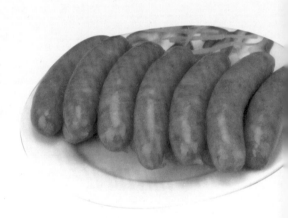

香肠 对高血压患者的危害

香肠是典型的高脂和高钠食品，在100克香肠中脂肪含量40多克，含钠2309毫克。脂肪、钠都对高血压患者控制病情极为不利，需严格控制，因此，高血压患者不宜食用香肠。

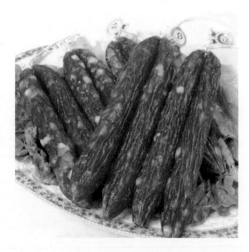

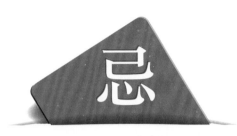

盐水鸭　对高血压患者的危害

高血压患者每天摄入的盐量要全方位考虑。盐水鸭是经卤腌而成，含盐量高，而鸭肺、鸭肝、鸭心是高胆固醇食物。高血压、高脂血症、冠心病、脑血栓等心血管疾病患者一定要慎用。

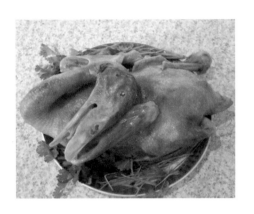

烤鸭　对高血压患者的危害

烤鸭常和甜面酱搭配，前者是高脂肪食物，后者是高糖食物，因此高血压患者要少食。高血压患者身体虚寒，或因着凉引起的食欲减退、胃腹疼痛、腹泻、腰痛及痛经等不宜食用烤鸭。

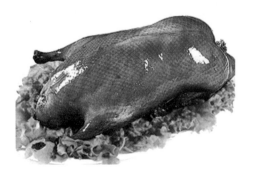

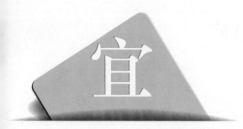

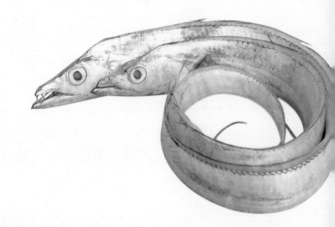

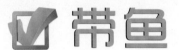

保护血管的内皮细胞，强化血管功能

降压营养素

烟酸、硒。

带鱼中丰富的烟酸，可以扩张血管，降低体内胆固醇和甘油三酯含量，促进血液循环，从而起到降低血压的作用。带鱼中大量的硒，可以促进前列腺素的合成，前列腺素能使血管扩张，使血压保持在一个正常的范围内。硒还能保护血管的内皮细胞，强化血管功能，降低血压，并且可以降低全血黏度和血小板聚集引起的高凝状态，改善微循环，降低高血压的发病率和死亡率。

对并发症的防治作用

带鱼所含的烟酸，能参与脂肪的代谢，可以减少血液中的低密度脂蛋白及甘油三酯，还可增加高密度脂蛋白，有明显的降血脂作用。其所含的维生素B_2，参与人体物质和能量代谢时，能将人体内存储的多余脂肪代谢掉，并能增强血管细胞的抗氧化功能，帮助血管修复破损，从而避免过多的脂肪在肝脏和血液中堆积，可有效预防高血脂和脂肪肝。其所含的硒和钾元素还有降血糖的作用，对于预防糖尿病也有一定的帮助。

相宜搭配

带鱼+苦瓜=保护肝脏

带鱼+木瓜=补气养血，通乳

带鱼+腐竹=补钙

带鱼+豆腐=补钙

饮食调养

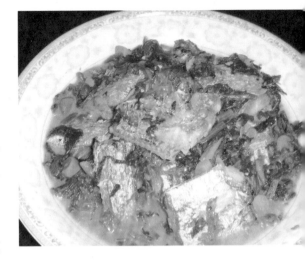

带鱼煮白菜

原料

带鱼200克，白菜300克，豆油15克，姜片、葱段、盐、料酒、胡椒粉、生抽各适量。

做法

① 带鱼清洗干净，切段，放入胡椒粉、盐、姜片、葱段、料酒腌制30分钟。

② 白菜洗净，手撕成块。

③ 带鱼下平底锅煎熟。

④ 炒锅中倒入油，烧热，下姜片、葱段爆香，下带鱼和白菜、盐、生抽，煮至白菜熟透即可。

用法

分2次食用。

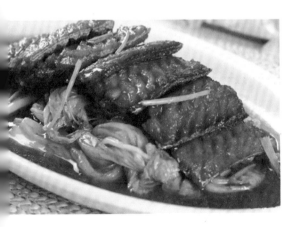

雪里蕻蒸带鱼

原料

带鱼200克，雪里蕻100克，红尖椒10克，油、盐、料酒、生姜、葱各适量。

做法

① 带鱼洗净擦干后切段，码放盘中。

② 葱、姜洗净，切末。

③ 葱、姜、盐、料酒混合均匀，抹在带鱼上，每一处均抹到，腌30分钟，放在蒸盘上。

④ 红尖椒剪碎，下热油锅炸熟，倒在带鱼上。

⑤ 雪里蕻洗净，切丁，放在鱼盘上。

⑥ 锅中加适量水，大火烧沸后，放入蒸盘，保持大火蒸10分钟即可。

用法

分2次食用。

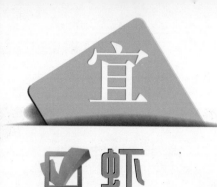

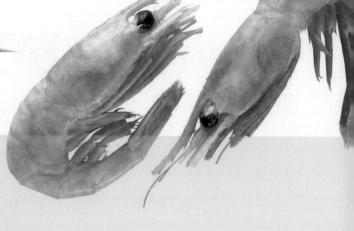

宜 ☑ 虾

减轻钠对血压的不利影响

钙、镁、硒、烟酸。

虾中的钙含量很可观，且易为人体吸收。人体如果摄入充分的钙，可以强化、扩张动脉血管，增加尿钠排出，减轻钠对血压的不利影响，有利于降低血压。虾中的镁含量很丰富，轻、中度高血压患者补充镁能使血压下降。大量的硒，可以促进前列腺素的合成，前列腺素能使血管扩张，使血压保持在一个正常的范围内。硒还能保护血管的内皮细胞，强化血管功能，降低血压，并且可以降低全血黏度和血小板聚集引起的高凝状态，改善微循环，降低高血压的发病率和死亡率。烟酸能扩张血管，降低体内胆固醇和甘油三酯含量，促进血液循环，从而起到降低血压的作用。

对并发症的防治作用

虾中的叶酸含量很高，对于高血压患者预防脑卒中有帮助，对脑卒中患者预防复发效果更理想。虾中的烟酸可以降低血液中的甘油三酯和胆固醇，可以防止血管发生硬化。虾中的硒含量很高，它是很强的抗氧化剂，有保护心肌的作用，并且可以降血糖、血脂，适量食用虾可以帮助预防心脑血管疾病，并可以预防糖尿病。

相宜搭配

虾+藕=改善肝脏功能

虾+燕麦=护心解毒

虾+丝瓜=润肺补肾，美肤

虾+腰果=丰润毛发，减轻关节疼痛

虾+豆腐=补肾健脾

虾+啤酒=促进营养吸收

虾仁+卷心菜=强身壮体，防病抗病

虾仁+油菜=补钙

虾+枸杞=补肾助阳，治阳痿、遗精、滑泄、尿频

虾仁+黄瓜=清热，利尿，补肾

饮食调养

鲜虾烩韭菜

原料

鲜虾200克，韭菜100克，植物油10克，料酒、酱油、醋、生姜丝各适量。

做法

① 把鲜虾洗净，去壳取虾仁；韭菜择好洗净，切成小段。

② 炒锅置火上，放油烧热，先翻炒虾仁，然后加入料酒、酱油、生姜丝、醋等，翻炒片刻，盛出。

③ 净锅放油烧热，将韭菜煸炒至嫩熟，烩入虾仁，翻炒起锅即可。

用法

分2次食用。

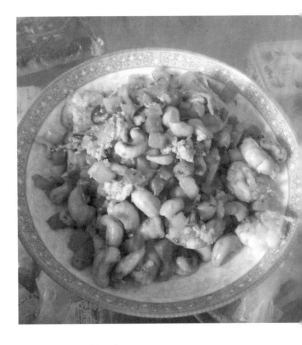

黄瓜炒虾仁

原料

黄瓜250克，虾仁100克，腰果50克，胡萝卜、葱花各少许，植物油、食盐、味精各适量。

做法

① 将黄瓜、胡萝卜分别洗净，切成丁，虾仁洗净后焯水备用。

② 炒锅中放入植物油烧热，把腰果炸熟。

③ 净锅留油烧热，放葱花爆出香味，倒入黄瓜丁、胡萝卜丁、腰果、虾仁同炒，加入食盐、味精炒匀出锅盛盘。

用法

分2次食用。

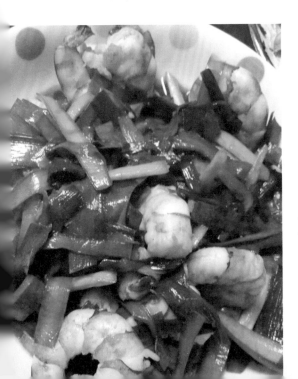

宜 ☑ 蛤蜊

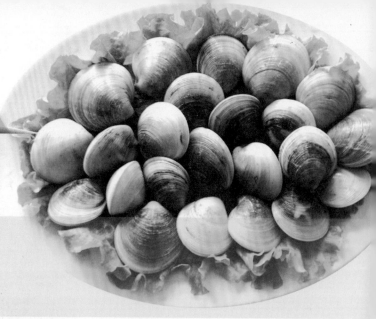

改善微循环

硒。

蛤蜊中硒的含量很高，硒可以促进前列腺素的合成，前列腺素能使血管扩张，使血压保持在一个正常的范围内。硒还能保护血管的内皮细胞，强化血管功能，降低血压，并且可以降低全血黏度和血小板聚集引起的高凝状态，改善微循环，降低高血压的发病率和死亡率。

对并发症的防治作用

蛤蜊中含有一种可以使血清中胆固醇降低的物质，这种物质还能抑制胆固醇在肝脏合成和加速排出胆固醇，对于预防高胆固醇血症有很好的辅助作用。

相宜搭配

蛤蜊+豆腐=治疗气血不足、皮肤粗糙

蛤蜊+绿豆芽=清热解暑，利水消肿，减肥瘦身

蛤蜊+韭菜=滋阴降糖

饮食调养

豆腐炖蛤蜊

原料

豆腐200克，蛤蜊肉250克，豆油15克，盐、葱末、姜末、料酒、酱油、味精各适量。

做法

① 把蛤蜊肉洗净，豆腐洗净切丁。

② 油入锅，烧热，放入姜、葱末爆香，然后放入蛤蜊肉炒至变色。

③ 下入豆腐丁、料酒、盐、酱油，大火煮熟，放入味精，出锅即可。

用法

分2次食用。

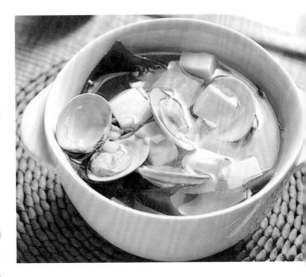

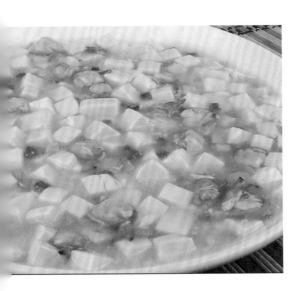

蛤蜊海带汤

原料

海带100克，海藻60克，蛤蜊200克，盐、香油、葱花各适量。

做法

① 海带、海藻用水浸泡6小时，用清水洗净，切成小块。

② 蛤蜊洗净备用。

③ 把海带、海藻、蛤蜊一起放入锅里，加适量水。

④ 用文火煮至海带、海藻、蛤蜊熟烂，加盐再煮片刻，放入葱花，淋入香油即可。

用法

分2次食用。

宜 ☑ 金枪鱼

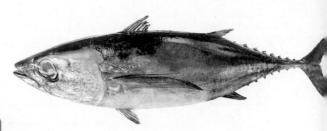

使血管壁进行正常的扩张作用

金枪鱼肽、二十碳五烯酸（EPA）、蛋白质、牛磺酸、ω-3脂肪酸、钾、镁。

金枪鱼肽具有快速降低血压的作用。金枪鱼还含有钾，钾可抑制钠从肾小管的吸收，促进钠从尿液中排出，使血压降低，对血管的损伤有防护作用。钾，能抑制因高钠而引起的血压上升，并能改善心肌的收缩力，稳定心肌的兴奋性，使血管壁进行正常的扩张，从而降低血压。金枪鱼中的EPA在人体中的代谢产物，是前列环素，这种物质有非常明显的降压作用。金枪鱼中的蛋白质是优质蛋白，可以排钠降压，也可修复血管，促进血液循环，对降低血压有益。金枪鱼中的牛磺酸可以调节情绪，缓解因紧张、压力大而引起的血压升高。金枪鱼中含有丰富的ω-3脂肪酸，可以提升体内一氧化氮的水平，能更好地舒张血管平滑肌，从而降低血压。金枪鱼中的镁，能使心脏正常工作，具有扩张血管的作用，使血压平稳下降。

对并发症的防治作用

金枪鱼所含的牛磺酸可抑制血小板凝集，降低血脂，保持人体血压正常和防止动脉硬化；对心肌细胞有保护作用，可抗心律失常；对降低血液中胆固醇含量有特殊疗效，可治疗心力衰竭。牛磺酸还可以调节血糖水平，预防白内障的发生发展。EPA可以减少血管中的脂质沉积，并具有增强细胞功能的作用，促进胆固醇随着粪便排出体外，可降低血液中甘油三酯和胆固醇的含量。

相宜搭配

金枪鱼+绿叶蔬菜=营养均衡

金枪鱼+洋葱=降压，补脑

金枪鱼+白兰地=去腥，有利于营养吸收

金枪鱼+燕麦=降压降脂，补虚

金枪鱼+柚子=降压，降糖，降脂

饮食调养

金枪鱼拌菠菜

原料

菠菜200克，金枪鱼200克，香菇50克，白芝麻5克，色拉油、盐、鸡精、蒜、干辣椒、生抽、香醋、芝麻油、白糖各适量。

做法

① 香菇洗净，切末。

② 水烧开加适量盐、油，放入菠菜余熟，过冷水，沥干水分。

③ 金枪鱼洗净，切成片，加盐、香醋腌半小时，入热油锅煎熟，盛出，留底油。

④ 油锅烧热，下蒜蓉、香菇，爆出香味。

⑤ 下干辣椒，再加入适量香醋、生抽、糖、少许盐、鸡精拌匀成汁。

⑥ 趁热浇到菠菜上，并撒上白芝麻，摆上煎好的金枪鱼片，淋上芝麻油，拌匀即可。

用法

分2次食用。

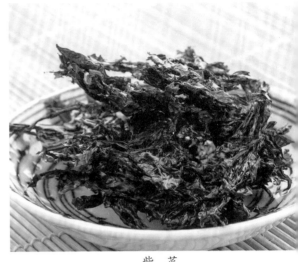

紫菜

紫菜金枪鱼汤

原料

金枪鱼150克，紫菜15克，鸡蛋1个，盐、油、花椒面、料酒、姜各适量。

做法

① 金枪鱼洗净，切成小块，用料酒与姜、花椒面、盐腌半小时。

② 鸡蛋打入碗中，搅匀。

③ 炒锅入油，烧热，放入金枪鱼煎至两面变色，加适量水，煮沸。

④ 加入紫菜，撒入鸡蛋液。

⑤ 待蛋液成小片状，即可关火。

用法

分2次食用。

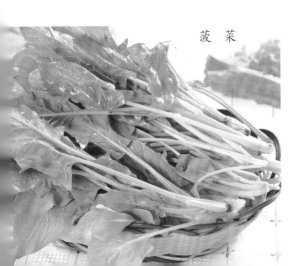

菠菜

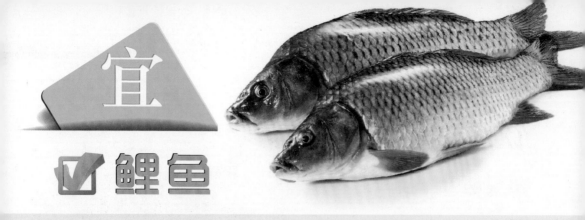

宜

☑ 鲤鱼

舒张血管平滑肌，使血液流通顺畅

降压营养素

优质蛋白、ω-3脂肪酸、硒。

鲤鱼肉含有极少的脂肪，高蛋白，易于被人体吸收，对于调节血压有很好的帮助，且有排钠的作用，可以避免因高钠引起的血压升高。鲤鱼的脂肪中有大量的ω-3脂肪酸，ω-3脂肪酸可以提升体内一氧化氮的水平，能更好地舒张血管平滑肌，使血液流通顺畅，从而降低血压。鲤鱼中含有大量的硒，硒可以促进前列腺素的合成，前列腺素能使血管扩张，使血压保持在一个正常的范围内。硒还能保护血管的内皮细胞，强化血管功能，降低血压，并且可以降低全血黏度和血小板聚集引起的高凝状态，改善微循环，降低高血压的发病率和死亡率。

对并发症的防治作用

鲤鱼的脂肪大部分由不饱和脂肪酸组成，脂肪成液态，具有良好的降低胆固醇作用，长期食用，不仅能增加营养，维护健康，还能防治冠心病。鲤鱼中的烟酸具有降低胆固醇与甘油三酯的功能，高血压患者适量吃鲤鱼，可以预防心脑血管并发症。

相宜搭配

鲤鱼+大白菜=改善妊娠水肿

鲤鱼+赤小豆=健脾益胃

鲤鱼+紫甘蓝=营养吸收更全面

鲤鱼+花生=有利于营养的吸收

鲤鱼+米醋=利湿，消肿

鲤鱼+黑豆=预防孕妇发生水肿

鲤鱼+黄瓜=促进消化，利水消肿，降压

饮食调养

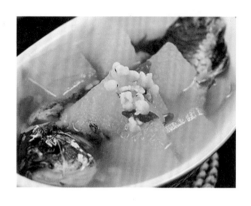

清蒸鲤鱼

原料

鲜鲤鱼1尾(750克左右)，花生油10毫升，精盐、酱油、味精、鲜红辣椒丝、姜、葱末各适量。

做法

① 鲜鲤鱼去鳞，抽筋，剖开去肚杂，洗净，将鱼置盆碗内，加入少量姜、葱，上笼蒸约30分钟，取出。

② 将油烧热，加入鲜红辣椒丝、精盐、味精、姜末、葱末、酱油炸成浓汁，趁热淋在鱼上即成。

用法

每次食用鲤鱼100克左右。

冬瓜薏米鲤鱼汤

原料

薏米50克，冬瓜400克，鲤鱼250克，芝麻油10克，葱段、姜片各15克，枸杞子10克，盐、料酒各适量。

做法

① 薏米倒入清水中浸泡2小时，捞出备用，枸杞子洗净。

② 冬瓜去皮、去瓤，切块，备用。

③ 鲤鱼去鳞，去内脏、鳃，洗净，切大块，取大约250克备用。

④ 砂锅中加适量清水，倒入薏米、鲤鱼块、葱段、姜片、枸杞子，加适量料酒，武火煮沸后改文火继续煮50分钟。

⑤ 将冬瓜块放入砂锅中，继续煮熟后加适量盐调味，淋上芝麻油即可。

用法

分3次食用。

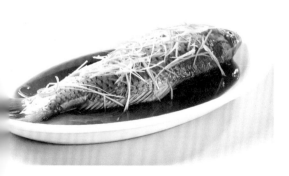

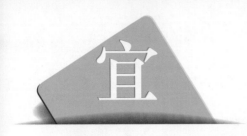

宜 ☑ 三文鱼

降低血压，防止血栓

降压营养素

ω-3脂肪酸、钾、烟酸。

三文鱼中含有较多的ω-3脂肪酸，ω-3脂肪酸可以提升体内一氧化氮的水平，能更好地舒张血管平滑肌，使血液流通顺畅，可有效降低血压、防止血栓。高血压患者常吃三文鱼能起到辅助降压的作用。三文鱼中钾的含量很高，钾能维持神经肌肉正常功能，钾可抑制钠从肾小管的吸收，促进钠从尿液中排出，减轻钠对血压的不利影响，对血管的损伤有防护作用。钾，能抑制因高钠引起的血压上升，并能改善心肌的收缩力，稳定心肌的兴奋性，使血管壁进行正常的扩张，从而降低血压。三文鱼中大量的烟酸可以扩张血管，使血压降低。

对并发症的防治作用

三文鱼中含有丰富的ω-3脂肪酸，ω-3脂肪酸可以减少血管中的脂质沉积，并具有增强细胞功能的作用，促进胆固醇随着粪便排出体外，可降低血液中甘油三酯和胆固醇的含量。因其含有较多不饱和脂肪酸，具有较强的调节血脂、扩张血管、抗血栓作用，有助于降低心脏病的发病概率。三文鱼中的烟酸也有很好的降血脂、降胆固醇作用。

相宜搭配

三文鱼+番茄=滋润肌肤，抗衰老

三文鱼+白萝卜=健脑益智，健脾胃

三文鱼+芥末=杀菌，健脑补虚

三文鱼+柠檬汁=均衡营养，去腥杀菌

三文鱼+洋葱=消除疲劳，降血糖

三文鱼+豆腐=补脑补钙

饮食调养

香煎三文鱼

原料

三文鱼肉200克，鸡蛋1个，芥末、姜丝、蒜末、葱末、白芝麻、食用油、料酒、香菜末、白糖各适量，盐1克。

做法

1. 三文鱼肉洗净，切片，撒上适量盐、芥末、姜丝、料酒腌制半小时。
2. 鸡蛋打入碗中，搅匀。
3. 三文鱼放鸡蛋液中，蘸取蛋液。
4. 锅内放油，小火把鱼两面都煎黄；另起锅将白芝麻、白糖、蒜末、葱末熬煮成汁，把熬好的调味汁浇到鱼排上，撒上香菜末即可食用。

用法

分2次食用。

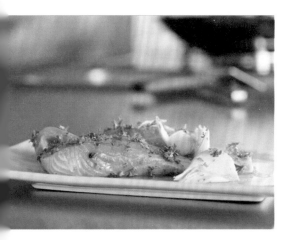

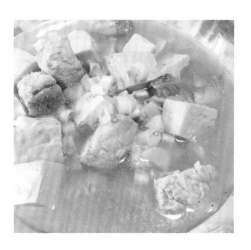

三文鱼炖豆腐

原料

三文鱼肉200克，老豆腐200克，面粉、葱、大蒜、姜、盐、老抽、糖、食用油、黑胡椒粉各适量。

做法

1. 三文鱼肉洗净，切方块，撒上适量盐、老抽、黑胡椒粉、姜丝腌制半小时。豆腐洗净，切方块，葱切末。
2. 三文鱼块里撒入面粉，滚匀。
3. 锅底用姜片擦一遍，倒入食用油，烧热，放入葱末、姜片爆香。
4. 三文鱼两面煎黄取出，再放入豆腐块煎黄。
5. 加足量的开水和盐、糖、大蒜调味，大火煮开，中火慢炖。待汤汁浓稠时，撒入葱末即可起锅。

用法

分2次食用。

宜

☑ 鱿鱼

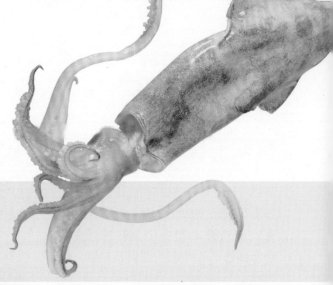

降低高血压的发病率和死亡率

降压营养素

EPA、牛磺酸、硒、镁。

鱿鱼中的EPA在人体中可代谢为前列腺环素，有显著降压作用。鱿鱼中的牛磺酸能抑制肾上腺素的分泌，降低交感神经的敏感度，避免人体因紧张、压力、盐分过量而导致的血压上升。鱿鱼中的硒可以促进前列腺素的合成，前列腺素能使血管扩张，使血压保持在一个正常的范围内。硒还能保护血管的内皮细胞，强化血管功能，降低血压，并且可以降低全血黏度和血小板聚集引起的高凝状态，改善微循环，降低高血压的发病率和死亡率。鱿鱼中的镁能使轻、中度高血压患者血压下降。

对并发症的防治作用

鱿鱼中的EPA、牛磺酸可抑制血

小板粘连、凝集，降低血脂，保持人体正常血压和防止动脉硬化；对心肌细胞有保护作用，可抗心律失常；对降低血液中胆固醇含量有特殊疗效，可治疗心力衰竭；还可有效防止血栓的形成，预防脑卒中。牛磺酸还有一定的降血糖作用。鱿鱼中的硒和镁，也可以调节胰岛素细胞的分泌，降低血糖，所以适量吃鱿鱼有助于预防糖尿病。

相宜搭配

鱿鱼+香菇=辅助治疗高血压、高血脂

鱿鱼+木耳=养血泽肤

鱿鱼+猪蹄=补气养血

鱿鱼+洋葱=消除疲劳，补虚养血

饮食调养

香菇鱿鱼汤

原料

香菇30克，鱿鱼100克，玉米油10克，姜、葱、盐各适量，鸡汤400毫升。

做法

① 香菇发透，去根蒂，一切两半。

② 鱿鱼洗净，切方块。姜切丝，葱切末。

③ 锅置武火上，倒玉米油，烧至六成热时，加入姜、葱末爆香，下入鱿鱼、香菇、盐、鸡汤和适量水。

④ 用文火煲10分钟即成。

用法

1次食用。

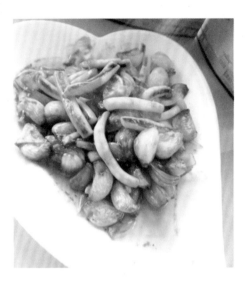

大蒜炒鱿鱼

原料

大蒜瓣100克，洋葱50克，鱿鱼250克，食用油、姜片、精盐、酱油、胡椒粉、味精、苏打水各适量。

做法

① 大蒜瓣去外皮，洗净，洋葱洗净，切丝。

② 鱿鱼去骨，用苏打水浸泡1小时待软后，洗净，切成丝。

③ 将油烧至七成热，放入姜片爆香，加入洋葱和鱿鱼翻炒，再放入酱油、精盐、胡椒粉、味精调味，翻炒片刻即可出锅。

用法

分2次食用。

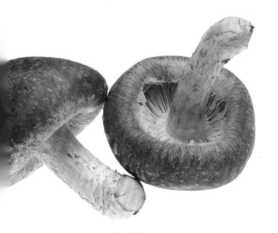

香　菇

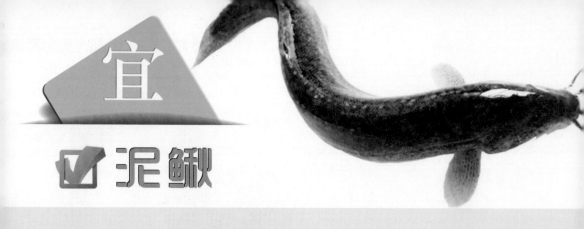

宜 ☑ 泥鳅

有利于增加血管的弹性，降低血压

降压营养素

烟酸、钙。

泥鳅中的烟酸，能够扩张血管，降低胆固醇，促进血液循环，降低血压。泥鳅还含有丰富的钙质，有利于尿钠的排出，并强化、扩张动脉血管，有助于降低血压。泥鳅所含脂肪成分较低，胆固醇更少，属高蛋白低脂肪食品，且含一种类似二十碳五烯酸的不饱和脂肪酸，有利于增加血管弹性，降低血压。

对并发症的防治作用

泥鳅中的不饱和脂肪酸可以减少血管中的脂质沉积，并具有增强细胞功能的作用，促进胆固醇随着粪便排出体外，可降低血液中甘油三酯和胆固醇的含量。泥鳅中丰富的硒，具有维持心脏正常功能的作用，能够保护和修复心脏机能，并能够清除体内的自由基，清除多余胆固醇，还有保护视网膜、降血糖的作用。高血压患者适量吃泥鳅可以预防高脂血症及动脉硬化、糖尿病、视网膜病变。

相宜搭配

泥鳅+豆腐=增强免疫力

泥鳅+木耳=补气养血，健体强身

饮食调养

清蒸泥鳅

原料

泥鳅200克，辣椒油5克，姜、葱、盐、黄酒、香油各适量。

做法

❶ 泥鳅买回来先养两天，让它吐干净肚子里的脏物，其间多换两次水。

❷ 姜、葱洗净，一部分切大块，一部分切碎末。

❸ 锅中加水适量，放入姜块、葱块、黄酒、盐、泥鳅，盖上盖，大火煮，等泥鳅不再乱动时停火，捞出泥鳅，放在蒸盘内。

❹ 泥鳅上放姜葱末、盐、辣椒油，上锅蒸熟。

❺ 淋上香油即可。

用法

分2次食用。

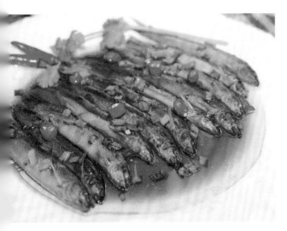

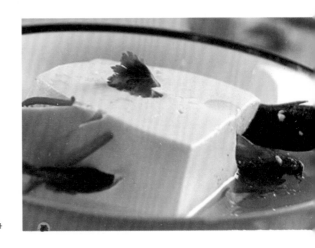

泥鳅钻豆腐

原料

泥鳅200克，豆腐300克，鲜鸡汤500毫升，罐头口蘑50克，花生油40毫升，精盐、胡椒粉、姜米、料酒、味精各适量。

做法

❶ 将泥鳅在清水缸内放养3天，每天换水两次，让泥鳅排尽污物。

❷ 口蘑洗净，切成薄片。

❸ 鸡汤放入砂锅，将活泥鳅和豆腐放入锅内，加盖置于武火上，烧沸，撇去浮沫。

❹ 放入口蘑、精盐、味精、料酒、姜米，文火慢焖至汤沸时，撒上胡椒粉，淋上花生油即可。

用法

分2次食用。

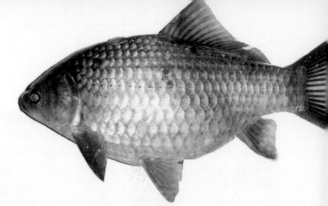

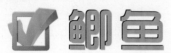

使血压保持在一个正常的范围内

硒、烟酸。

鲫鱼中丰富的硒可以促进前列腺素的合成，前列腺素能使血管扩张，使血压保持在一个正常的范围内。硒还能保护血管的内皮细胞，强化血管功能，降低血压，并且可以降低全血黏度和血小板聚集引起的高凝状态，改善微循环，降低高血压的发病率和死亡率。鲫鱼中的烟酸能扩张血管，降低体内胆固醇和甘油三酯的含量，增加高密度脂蛋白，促进血液循环，从而起到降低血压的作用。

对并发症的防治作用

鲫鱼中的脂肪酸大多为不饱和脂肪酸，不饱和脂肪酸具有较强的调节血脂、扩张血管、抗血栓作用，有助于降低心脏病的发病概率。并且鲫鱼中的硒和烟酸也有调节血脂的作用，还对血管有一定的保护作用，所以适量食用鲫鱼可以帮助高血压患者远离心血管并发症。

相宜搭配

鲫鱼+竹笋=利水消肿，益气健脾

鲫鱼+山药=利水消肿，益肾

鲫鱼+豆腐=促进钙吸收

鲫鱼+蚕豆=健脾和胃

鲫鱼+香菇=养胃透疹

鲫鱼+黑木耳=润肤养颜，抗衰老

鲫鱼+绿茶=降血糖

饮食调养

芹菜焖鲫鱼

原料

鲫鱼200克，芹菜100克，花生油15克，姜丝、青椒丝、精盐、酱油、葱花、蒜末、味精各适量。

做法

1 芹菜去叶洗净，切段。

2 鲫鱼剖开，去内杂，抹上少许精盐、酱油，置油锅内翻煎至半熟，盛出。

3 炒锅烧热，蒜末爆香，下芹菜与青椒丝炒至断生。

4 将做法3中的食材与鲫鱼、清汤、姜丝共盛于砂锅内，武火煮沸后，文火慢焖至香熟，入精盐、酱油、味精、葱花调味即可。

用法

分2次食用。

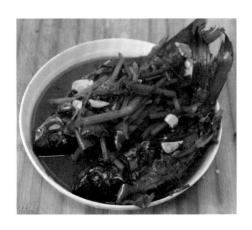

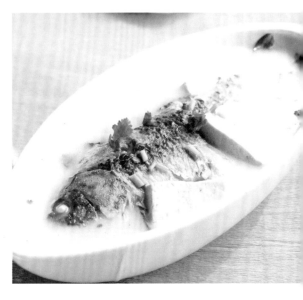

鲫鱼豆腐汤

原料

鲫鱼肉200克，豆腐200克，油、料酒、酱油、白糖、姜丝、香菜、味精、盐各适量。

做法

1 鱼肉切块，用盐、料酒、姜丝腌制10分钟。

2 豆腐洗净，切块。

3 锅置火上，倒入油，加热到六分热时，放入鱼块，中火把鱼块煎一下，然后加入料酒、酱油、白糖、味精翻匀，加入豆腐，加一小勺盐焖烧7~8分钟，撒上香菜即可。

用法

分2次食用。

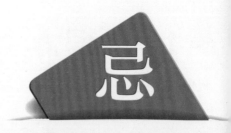

⊠ 鱼子酱　对高血压患者的危害

　　鱼子酱是高血压患者最忌讳的高盐、高胆固醇食物，摄入过多不利于血压、血脂、血胆固醇的控制，因此不宜多吃。

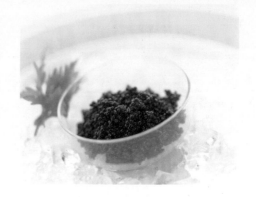

⊠ 螃蟹　对高血压患者的危害

　　螃蟹肉质细嫩，味道鲜美，营养也十分丰富。但螃蟹含胆固醇较高，每100克蟹肉中含胆固醇235毫克，每100克蟹黄中含胆固醇460毫克。冠心病、动脉硬化症、高血压、高脂血症的患者，食用含胆固醇过高的食物，会引致胆固醇增高，加重心血管病的发展。

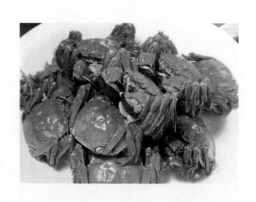

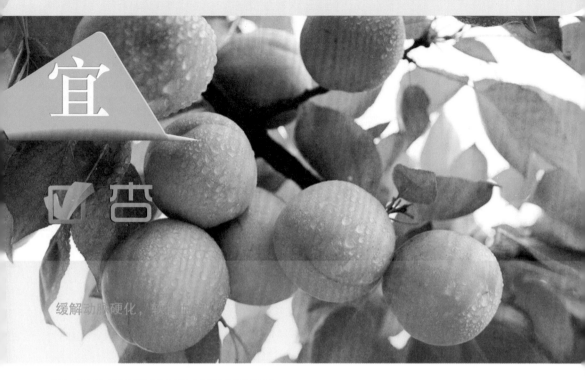

水果类

宜

☑ 杏

缓解动脉硬化，软化血管

降压营养素

钾、维生素E。

杏中的钾含量远远高于钠的含量，可以促进钠在人体中的代谢，减少因钠过高引起的高血压。并且杏中含有可观的维生素E，这种维生素可以促进人体合成氮氧化合物，氮氧化合物可以有效降低血压。且维生素E，可以降血脂，缓解动脉硬化，软化血管，减轻因血管通道变小而引发的血压升高。

对并发症的防治作用

杏中含有B族维生素，足量的B族维生素，通过降低同型半胱氨酸的水平，可明显降低心脑血管病的发病风险，且因同时含有维生素E，又可降低血液中的低密度脂蛋白，增加高密度脂蛋白的量，有效预防高脂血症。

相宜搭配

杏+猪肺=润肺

杏仁乳＋冰糕＝开胃，润肺护肤，止咳化痰

杏仁+鸡肉+红枣=补气血，止咳

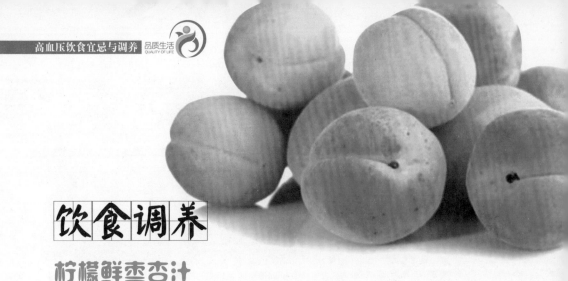

饮食调养

柠檬鲜枣杏汁

原料

柠檬20克，杏100克，鲜枣50克。

做法

1. 柠檬洗净，切片。
2. 杏洗净，去核，切小丁。
3. 鲜枣洗净，去核，切小丁。
4. 鲜枣丁和杏肉丁一同放入榨汁机中榨汁，倒在杯中。
5. 将柠檬片放杯中即可。

用法

1次食用。

杏

杏肉苹果汤

原料

杏100克，苹果100克，鸡汤100毫升，盐1克。

做法

1. 苹果切成大块，用盐水浸泡以防变色，备用。
2. 杏子去核，也切成大块，同样浸盐水，备用。
3. 把苹果和杏子放入鸡汤中，加适量水和盐，煮30分钟出味即可。

用法

分2次食用。

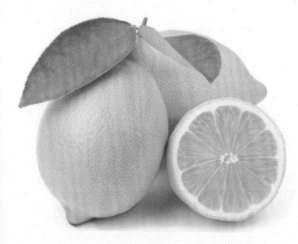

柠檬

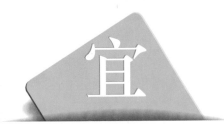

宜

☑ 樱桃

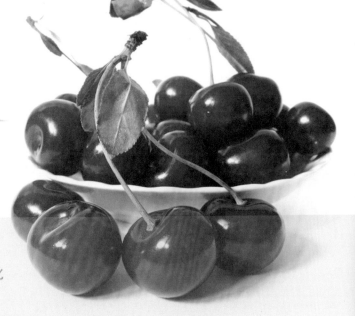

保护血管，防止血管发生硬化

钾、维生素P、维生素C。

樱桃含有丰富的钾元素，可促进钠从尿液中排出，减少因钠过高引起的高血压。樱桃所含的维生素P，能降低毛细血管的通透性，具有利尿排钠、降低血压的功效。樱桃所含的维生素C，能促进人体合成氮氧化合物，氮氧化合物可以明显降低血压。

对并发症的防治作用

樱桃同时含有维生素C和维生素P，保护血管，防止血管发生硬化的作用很强，而且还有一定的降低血脂作用，经常食用，可以防治心脑血管疾病。

相宜搭配

樱桃＋白糖＝辅助治疗慢性气管炎

樱桃＋葱＝祛风，透疹

樱桃＋白酒＝散寒止痹

樱桃＋哈密瓜＝促进铁的吸收，预防贫血

饮食调养

西瓜汁拌樱桃

原料

樱桃、桃子、西瓜各100克，冰糖5克。

做法

① 将桃子去蒂、洗净，去核，切成小块。

② 樱桃洗净，去核，切两半。

③ 西瓜切碎，用勺压出汁。

④ 桃子块与樱桃放在一个盘内，用西瓜汁溶化冰糖，浇在樱桃上即可。

用法

分2次食用。

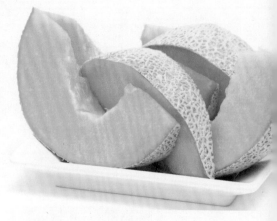

哈密瓜

樱桃哈密瓜奶

原料

樱桃100克，哈密瓜50克，牛奶300毫升。

做法

① 樱桃洗净，去核。

② 哈密瓜洗净，去皮，切成小块。

③ 樱桃与哈密瓜一起放到榨汁机内，榨出汁。

④ 汁和果渣一起放到牛奶中即可。

用法

分2次食用。

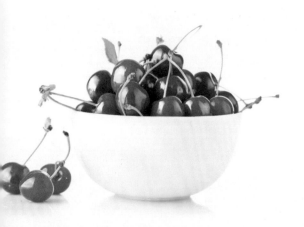

樱　桃

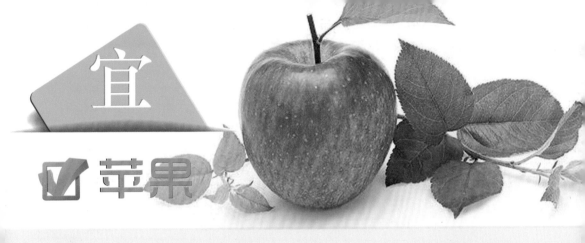

宜

☑ 苹果

修复受损的血管，让血液流通顺畅

果胶、钾、芳香物质。

苹果中富含的果胶和钾有助于人体排出多余的钠，抑制高钠引起的血压升高。所含的钾元素能修复受损的血管，让血液流通顺畅，有效防治高血压。此外，苹果中的芳香物质能够驱散不良情绪，有提神醒脑的功效，有助于高血压患者稳定血压。

对并发症的防治作用

苹果中的类黄酮物质可以降低血液中的低密度胆固醇，并可以有效抑制其氧化，是保护心血管、预防动脉硬化的优质食材。苹果富含的维生素C可以保护心脏和心血管，是心血管患者和心脏病患者的健康之果。

相宜搭配

苹果+银耳=滋阴润肺，补虚

苹果+枸杞=舒肝和胃，宁心健脾

苹果皮+姜片=止呕吐

苹果+牛奶=清凉解渴，生津去热

苹果+鱼肉=均衡营养

苹果+大麦=温中下气，去腹胀

饮食调养

苹果胡萝卜汁

原料

苹果、胡萝卜各200克，青椒30克，蜂蜜10克。

做法

1 前三味洗净、切碎，放入家用果汁机中，酌加冷开水制汁，入锅煮沸。

2 果蔬汁放温后加入蜂蜜调味即可。

用法

分2次食用。

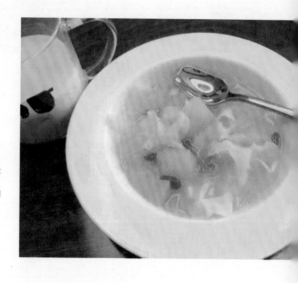

苹果银耳汤

原料

苹果200克，银耳(干)20克，糖桂花5克，冰糖、枸杞子各适量。

做法

1 将银耳去蒂、洗净，撕成小朵；枸杞子洗净。

2 苹果清洗干净，切成小块，去籽。

3 锅里加水，放入银耳、冰糖、枸杞子，用旺火烧开，加入苹果和糖桂花用小火煨，等银耳熟烂时即可出锅。

用法

分2次食用。

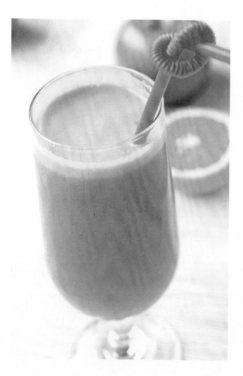

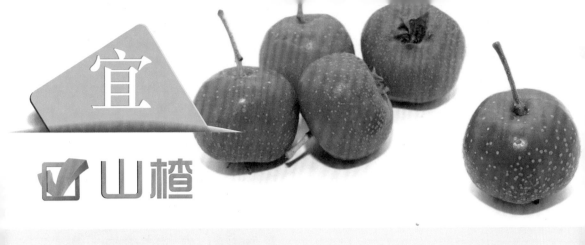

宜 ☑ 山楂

避免因血管硬化引起的高血压

降压营养素

黄酮类物质、维生素C、维生素E、山楂酸、柠檬酸、钙。

山楂中含有的黄酮类物质具有显著的扩张血管及降压作用，山楂酸、柠檬酸则能够利尿排钠，同样起到降低血压的作用。山楂中含有丰富的钙，具有降低血脂、防止血栓形成、降低血压的作用。山楂中的维生素C、维生素E可以促进人体内氮氧化合物的合成，氮氧化合物可以降低血压，并且这两种维生素还因其强大的抗氧化作用，可以软化血管，避免因血管硬化引起的高血压。

对并发症的防治作用

山楂中大量的维生素C、维生素E和有机酸，可以保护血管、清洁血管，所以常吃山楂，可以帮助高血压患者预防心脑血管疾病。

相宜搭配

山楂+杜仲=降血压

山楂+枸杞子=补肝益肾

山楂+排骨=祛斑消瘀

山楂+麦芽=改善消化功能，增进食欲

山楂+核桃=补肺肾，润肠，消食积，强化血管

山楂+杭白菊=扩张冠状动脉，增加冠状动脉血流量，改善心脏功能

山楂+草莓=消食减肥

山楂+白糖=降低血压和胆固醇，改善消化功能，增进食欲

山楂+红糖=活血通经

山楂+蜂蜜=消食去滞

山楂+肉类=开胃，促进消化

山楂+木耳=治疗口腔溃疡和妇女痛经

饮食调养

山楂木耳汤

原料

山楂50克，木耳10克，冰糖5克。

做法

1. 木耳洗净，泡发，撕成小朵，山楂洗净、去籽备用。

2. 锅中加适量清水，将木耳、山楂放入锅中，中火煮25分钟。

3. 加适量冰糖调味，拌匀即可。

用法

1次食用。

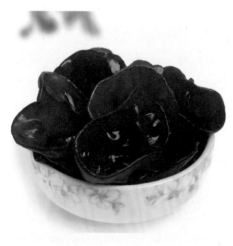

木 耳

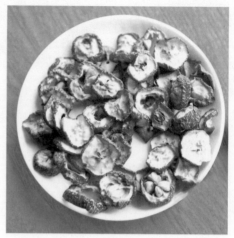

山楂片

山楂牛肉片

原料

山楂100克，番茄、瘦牛肉各200克，植物油10毫升，鸡蛋2个，精盐、味精、黄酒、姜末、葱花、淀粉各适量。

做法

1. 山楂片洗净，分两次煎液，文火浓缩至100毫升。

2. 牛肉洗净，切薄片状，把鸡蛋清和适量淀粉调成糊状，将肉片裹上面糊。

3. 番茄洗净，切成橘瓣状。

4. 油入锅，烧至六成热，将肉片下锅炸至浮起，呈黄白色时，加番茄熘炒，再入山楂片焖熟，入黄酒、葱花、姜末翻炒出香味，加精盐、味精，再翻炒几遍即可。

用法

分2次食用。

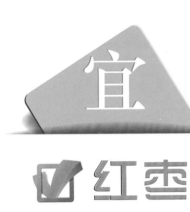

宜

 红枣

扩张血管

 降压营养素

维生素C、环磷酸腺苷。

红枣中含有丰富的维生素C，能够促进人体合成氮氧化合物，而氮氧化合物具有扩张血管的作用，从而有助于降低血压。红枣中含有的环磷酸腺苷，可以扩张血管，从而使血压降低。

对并发症的防治作用

红枣中含有较多的B族维生素，又同时含有大量的维生素C，有较好的护肝效果，经常适量吃枣，可以帮助高血压患者远离肝病的困扰。同时这两种维生素又都可以促进脂肪的代谢，对于预防高脂血症很有助益。

相宜搭配

红枣+牛奶=补钙，强身壮骨

红枣+扁豆=健脾胃

红枣+大麦=相互促进营养吸收

红枣+花生=补血，润肤

红枣+核桃=美容养颜

红枣+木耳=补虚养血，调经

红枣+冬瓜=减肥降脂

红枣+山楂=补血消脂

红枣+荔枝=治疗腹泻

红枣+糯米=温中祛寒，治疗脾胃气虚

红枣+葱=治便秘

饮食调养

红枣黑木耳羹

原料

猪瘦肉50克，黑木耳15克，豆腐300
克，红枣30克，盐、味精、五香粉、
植物油、鲜汤各适量。

做法

① 猪肉剁碎粒，豆腐切小丁，黑木耳
撕片。

② 将肉粒在油锅内煎熟，掺鲜汤适
量，入豆腐丁、黑木耳片、红枣
烧开。

③ 加入盐、味精、五香粉等调味料
即可。

用法

分2次食用。

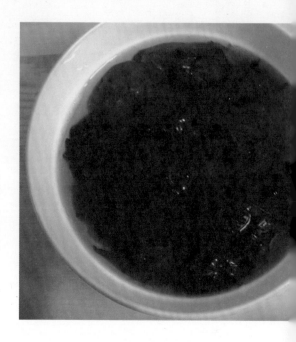

红枣蕉梗汤

原料

红枣15克，香蕉梗400克（干品25
克）。

做法

两种原料分别洗净，入锅中加水适
量，大火煮沸，小火煎至汁浓即可。

用法

分3次服用。

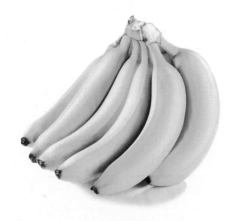

香 蕉

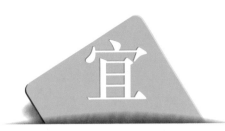

宜

☑ 柚子

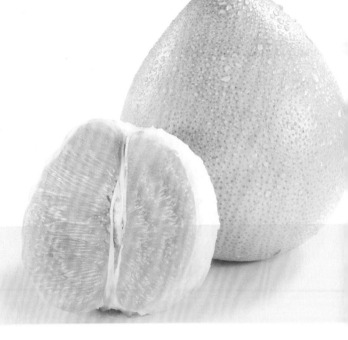

清洁和软化血管，让血流畅通

维生素C。

柚子含有丰富的维生素C，维生素C可以促进人体内有降压作用的氮氧化合物生成，从而达到降压的目的，又因其强大的抗氧化能力，可以清洁和软化血管，让血流畅通，从而消除因血管受损导致的血压升高。

对并发症的防治作用

柚子含有的柚皮苷，有生理活性，可降低血液的黏滞度，减少血栓的形成，对心脑血管疾病有较好的预防作用。柚子中的果胶，可以避免人体吸收过多的脂肪和胆固醇，减少动脉壁的损坏程度，有效预防动脉粥样硬化。

相宜搭配

柚子+番茄=降压，美白排毒，辅助治疗糖尿病

柚子+蜂蜜=降压，提升免疫力

柚子+鸡肉=降压，温中益气，补肺下气，消痰止咳

柚子+猪肚=健脾行气，暖胃

柚子+板栗=预防感冒，促进伤口愈合

柚子+白酒=消除疲劳，促进消化

柚子+白糖=消除疲劳，促进消化

饮食调养

黄瓜柚子汁

原料

黄瓜100克,柚子250克。

做法

1. 黄瓜洗净、切块,柚子去皮、切块备用。
2. 将所有食材放入榨汁机中,榨成汁,倒入杯中即可。

用法

分2次饮用。

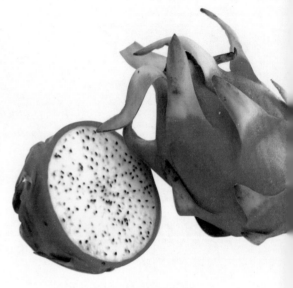

火龙果

柚子火龙果酸奶沙拉

原料

火龙果150克,柚子200克,香蕉150克,酸奶300克。

做法

1. 火龙果去皮,切丁。
2. 香蕉剥皮,切丁。
3. 柚子去皮,切丁备用。
4. 准备一个干净的碗,将各种水果放入其中,再加入酸奶搅拌均匀即可。

用法

分2次食用。

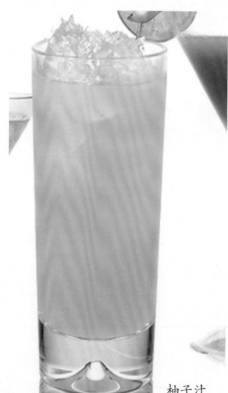

柚子汁

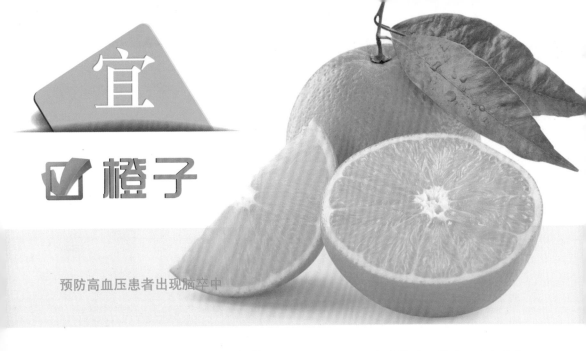

宜

☑ 橙子

预防高血压患者出现脑卒中

降压营养素

维生素C。

橙子中含有大量的维生素C，这种维生素可以促进人体合成氮氧化合物，并能清洁、软化血管，可以明显使血压下降。

对并发症的防治作用

橙子中含有丰富的维生素C，能增强毛细血管的通透性，具有明显的降血脂及预防冠心病和动脉硬化的作用，并可防止血栓的形成。橙子中B族维生素含量比较丰富，可以预防糖尿病，并因叶酸的含量较高，还可以预防高血压患者出现脑卒中，对已脑卒中者预防复发效果更理想。

相宜搭配

橙子+肝脏=促进铁的吸收

橙子+鱼类=祛腥增香

橙子+黄酒=消减乳腺肿块

橙子+蜂蜜=治胃气不和、呕逆少食

橙子+柑橘=促进维生素C的吸收，增强免疫力

饮食调养

橙子木瓜汁

原料

橙子200克，木瓜100克，蜂蜜5克。

做法

1 橙子去皮去核，切小块。
2 木瓜去皮去瓤，切成小丁。
3 木瓜同橙子一起放入榨汁机中，榨汁，倒入杯中。
4 蜂蜜倒入杯中，搅匀即可。

用法

分2次饮用。

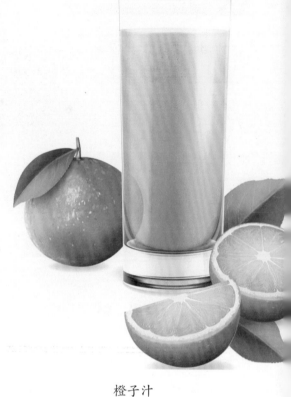

橙子汁

橙子苹果汁

原料

橙子100克，苹果100克，胡萝卜50克，白砂糖10克，凉开水150毫升。

做法

1 将苹果、胡萝卜洗净切片。
2 橙子洗净去核，橙皮洗净切丝。
3 所有原料放入果汁机，榨取汁。
4 加入白砂糖、凉开水混搅成茸泥汁，滤去皮渣即可饮汁。

用法

分2次饮用。

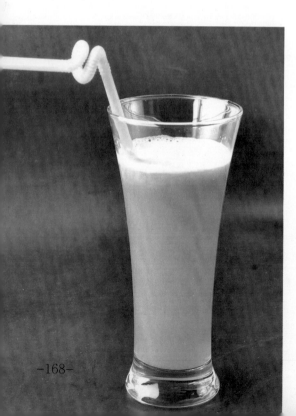

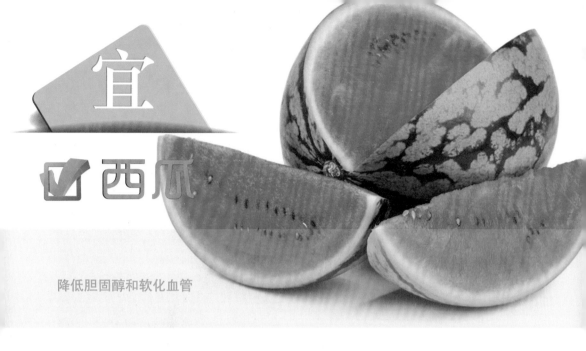

宜

☑ 西瓜

降低胆固醇和软化血管

西瓜苷、钾。

西瓜中的西瓜苷具有降低血压的作用，此外西瓜的钾含量比较高，有较好的利尿作用，能够促进钠排出体外，避免人体因高钠引起的血压升高。

对并发症的防治作用

西瓜中所含的甜菜碱，具有降低胆固醇和软化血管的功能。西瓜中含有强抗氧化剂番茄红素，防止低密度胆固醇受自由攻击而沉积血管壁，可预防心血管疾病。

相宜搭配

西瓜+绿豆=清热解暑

西瓜+冰糖=清热利尿，消炎去火

西瓜+绿茶=生津止渴，稳定情绪，除口臭

西瓜+大蒜=辅助治疗慢性肾炎水肿和肝硬化腹水

西瓜+薄荷=生津止渴，提神醒脑，镇静情绪

饮食调养

西瓜番茄汁

原料

西瓜500克，番茄400克。

做法

① 西瓜去皮、去籽，切成小块。

② 番茄沸水冲烫，剥皮。

③ 二者同时放入榨汁机中，榨汁，倒入杯中即可饮用。

用法

分2次饮用。

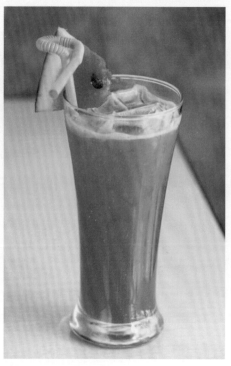

西瓜菠萝汁

原料

西瓜100克，菠萝100克，蜂蜜少许。

做法

① 西瓜去外层皮，切小块。

② 菠萝去皮，切小块。

③ 二者同时放入榨汁机中，榨汁。

④ 果汁中加少许蜂蜜，搅匀即可。

用法

1次饮用。

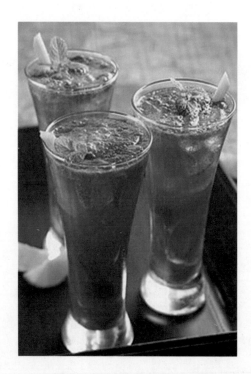

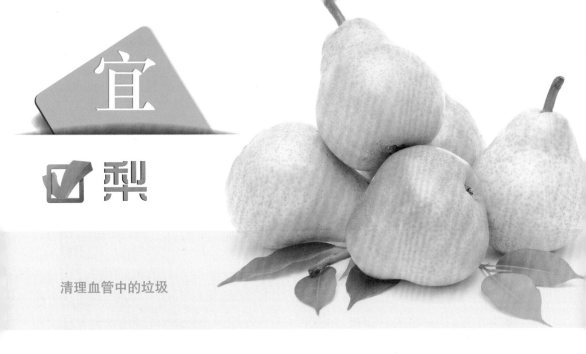

宜

☑ 梨

清理血管中的垃圾

降压营养素

维生素C、膳食纤维。

梨中含有丰富的维生素C，能够促进人体合成氮氧化合物，而氮氧化合物具有扩张血管的作用，从而有助于降低血压。维生素C有强大的抗氧化作用，可以清理血管中的垃圾，软化血管，促进血液流通，使血压下降。梨中的膳食纤维也比较多，可以促进人体排钠，对抗高钠引发的高血压。

对并发症的防治作用

梨中的维生素C可以促进人体对胆固醇的分解，减少动脉硬化的发生率，从而可以预防心脑血管疾病。梨中的膳食纤维可以促进人体中脂肪和胆固醇排出，减少脂类在血管上的沉积，对于预防肥胖和高脂血症有很好的作用。

相宜搭配

梨+冰糖=滋阴润肺，止咳

梨+猪肺=清热润肺，止咳除痰

梨+银耳+川贝=治疗久咳不愈

梨+丁香=治呕吐，噎嗝反胃

梨+姜汁+蜂蜜=去痰止咳

梨+蜂蜜=清热化痰，止咳

梨+核桃=清热解毒，止咳化痰

梨+豆浆=消除疲劳，增强体力

饮食调养

雪梨胡萝卜汤

原料

梨、胡萝卜各100克，盐、味精、香油各适量。

做法

1. 梨洗净，去蒂除核，切块；胡萝卜洗净，切块。
2. 锅置火上，放入梨块、胡萝卜块和适量清水烧沸，转小火煮至胡萝卜熟透。
3. 用盐和味精调味，淋上香油即可。

用法

分2次食用。

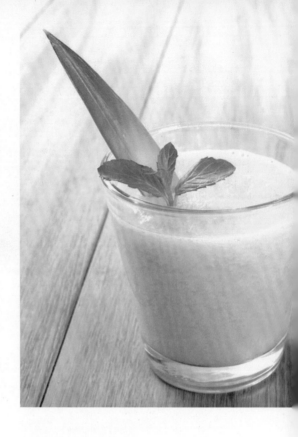

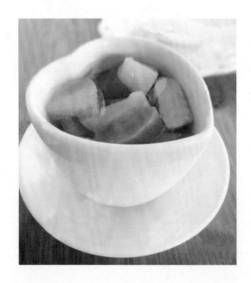

木瓜雪梨奶

原料

雪梨100克，木瓜100克，鲜奶300毫升。

做法

1. 木瓜去皮，去籽，切成小粒。
2. 雪梨洗净，去籽，切成小粒。
3. 鲜奶煮沸，放入木瓜粒和雪梨粒，煮30分钟即成。

用法

分2次食用。

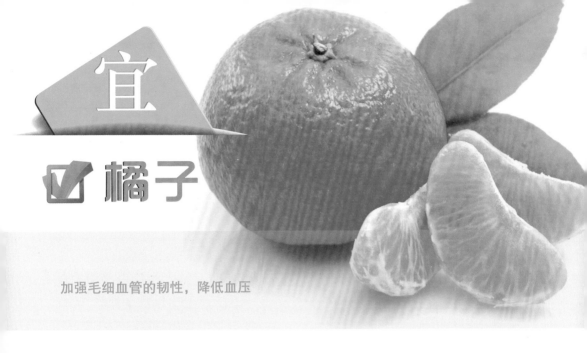

宜

☑ 橘子

加强毛细血管的韧性，降低血压

橘皮苷、维生素C。

橘子中的橘皮苷可以加强毛细血管的韧性，降低血压。橘子中的维生素C，能够扩张血管，辅助降低血压。

对并发症的防治作用

橘皮苷可以扩张心脏的冠状动脉，可以有效预防冠心病和动脉硬化。橘子中所含的维生素C、枸橼酸等十余种营养物质，可加速胆固醇转化，降低对人体有害的低密度脂蛋白，防止动脉硬化。橘子的丝络中含有维生素P，能使人的血管保持正常的密度和弹性，减少血管壁的渗透性和脆性，对于预防脑卒中有益。

相宜搭配

橘子+羊肉=祛腥膻气

橘子+骨汤=祛异味，增香味

橘子+黑木耳=舒筋活络，补血止血，理气开胃，调经

橘子+玉米=有利于吸收维生素C

饮食调养

橘味玉米汁

原料

橘子150克，鲜玉米粒150克，蜂蜜5克。

做法

1 鲜玉米粒洗净，入锅煮汤。

2 橘子去皮，去籽，榨汁。

3 玉米汤放温时，加入蜂蜜和橘子汁，搅匀即可。

用法

1次食用。

橘味酸奶

原料

橘子1个，蜂蜜5克，酸奶300毫升。

做法

1 橘子去皮核，取肉，搅拌成汁。

2 橘汁与酸奶、蜂蜜搅匀即成。

用法

1次食用。

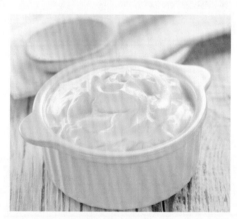

酸 奶

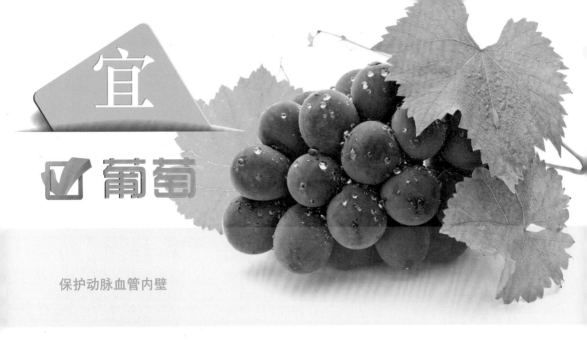

宜

☑ 葡萄

保护动脉血管内壁

维生素C、花青素。

葡萄中的维生素C可以清洁、软化血管，让血液流通顺畅，又能促进有降压作用的氮氧化合物生成，从两个方面降低血压。葡萄的皮和籽中有大量的花青素，花青素可以保护动脉血管内壁，增强动脉、静脉和毛细血管弹性，松弛血管，从而促进血流和防止高血压，并能防止肾脏释放出的血管紧张素转化酶所造成的血压升高。

对并发症的防治作用

葡萄中的花青素能保持血红细胞正常的柔韧性，从而帮助血红细胞通过细小的毛细血管，因此增强了全身的血液循环，为身体各个部分的器官和系统带来直接的益处，并增强细胞活力，有助于预防多种与自由基有关的疾病，包括心脏病、过早衰老和关节炎，并且花青素可以促进视网膜细胞中的视紫质再生，预防近视。

相宜搭配

葡萄+糯米=补血养颜

葡萄+薏米=健脾利湿

葡萄+枸杞=滋阴补血

红葡萄酒+花生米=保护心血管

葡萄+山药=健脾，补虚养身

饮食调养

葡萄胡萝卜汁

原料

葡萄200克，雪梨100克，胡萝卜100克，冰糖3克。

做法

1. 葡萄洗净；雪梨洗净后去皮、去核、切成小块。
2. 胡萝卜洗净、切小块，冰糖研成末备用。
3. 将雪梨块、胡萝卜块、葡萄一起放入榨汁机，榨成汁，倒入杯中。
4. 冰糖末放入果汁杯中，搅拌均匀即可。

用法

分2次饮用。

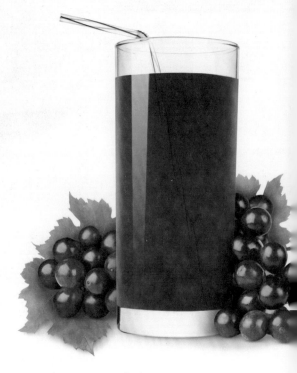

葡萄汁

葡萄麦片粥

原料

牛奶200毫升，麦片50克，杏仁20克，葡萄干100克。

做法

1. 牛奶、杏仁与适量水煮沸。
2. 下入麦片，再煮沸。
3. 加入葡萄干，即可出锅。

用法

分2次食用。

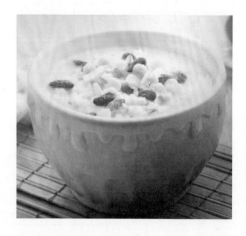

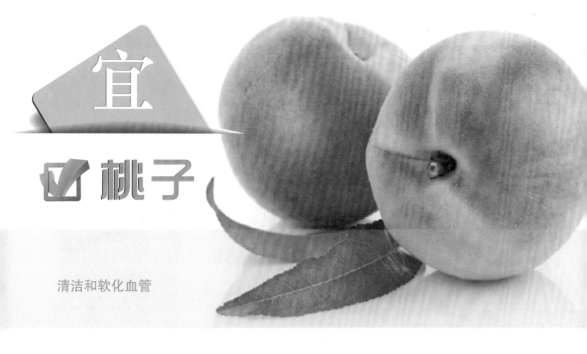

宜

☑ 桃子

清洁和软化血管

维生素E、维生素C。

桃子中维生素E、维生素C含量比较丰富，这两种物质都可以促进人体对钙质的吸收，中量的钙摄入，可以使血压降低。且它们还可以促进氮氧化合物生成，氮氧化合物有明显的降压作用。它们还具有清洁和软化血管的能力，并能强化血管的功能，让血液顺利流通，对因血管问题引发的高血压有很好的防治作用。

对并发症的防治作用

桃子含有的肌醇能促进人体多余脂肪排出，具有减肥、降脂的功效。桃子中的膳食纤维，可以促进胆固醇和甘油三酯的排出，减少人体对它们的吸收，从而降低血脂，对于高血压患者预防高脂血症很有帮助。

相宜搭配

桃子+牛奶=清凉解渴，滋养皮肤
桃子+莴笋=营养更均衡

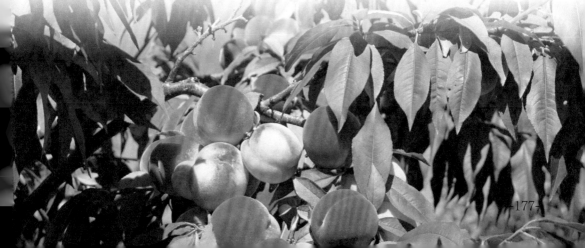

饮食调养

火龙果拌桃

原料

火龙果、鲜桃各200克，柠檬汁适量。

做法

① 火龙果去皮，切小丁。

② 鲜桃洗净，去皮除核，切小丁。

③ 将火龙果丁和鲜桃丁一同放入盘内，均匀地淋上柠檬汁即可。

用法

1次食用。

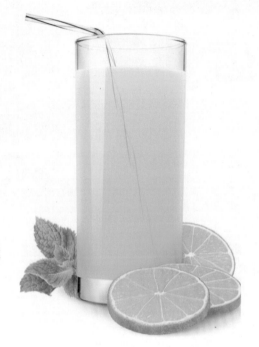

柠檬汁

鲜桃酸奶

原料

鲜桃100克，酸奶250毫升。

做法

① 鲜桃洗净，去核，切成块。

② 鲜桃块放入酸奶中，搅匀即可。

用法

1次食用。

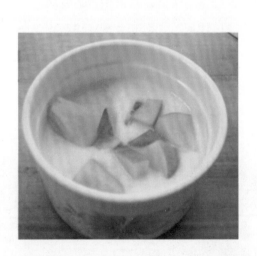

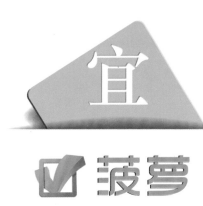

宜

☑ 菠萝

预防血管硬化和高脂血症

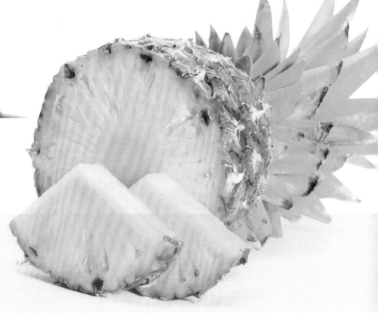

降压营养素

钾、维生素C。

菠萝中含有的钾，可以促进钠的排出，抑制高钠引发的高血压，并且可以对血管的损伤进行修复，促进血液的流通，从而降低血压。菠萝中含有的维生素C，能够促进人体合成氮氧化合物，而氮氧化合物具有扩张血管的作用，从而有助于降低血压。

对并发症的防治作用

菠萝中的菠萝蛋白酶能改善局部的血液循环，消除炎症和消肿，促进血循环，防止脂肪沉积在血管壁上，能有效预防血管硬化和高脂血症。

相宜搭配

菠萝+盐水=去除菠萝的涩味，预防过敏

菠萝+茅根=清热利尿，止血

菠萝+冰糖=生津止渴

菠萝+肉类=燃烧脂肪

菠萝+金枪鱼=美味补虚，降脂降压

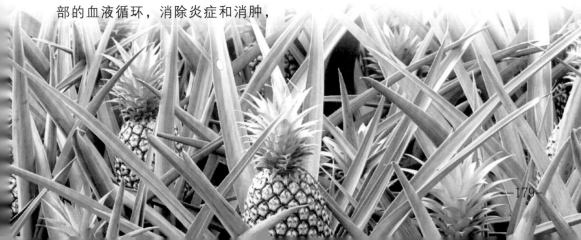

饮食调养

菠萝燕麦粥

原料

燕麦片100克，菠萝肉100克，糖5克。

做法

① 将菠萝肉洗净，切小丁。

② 燕麦片淘洗干净。

③ 锅中倒入适量水煮开，加入燕麦片小火煮至软烂。

④ 加入菠萝丁继续煮5分钟，最后用糖调味即可。

用法

分2次食用。

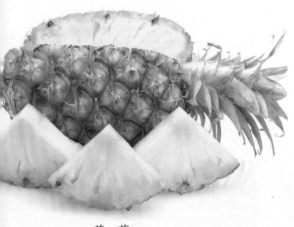

菠萝

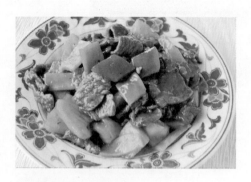

菠萝炒牛肉

原料

牛肉200克，菠萝肉400克，青、红彩椒10克，姜片4克，蒜蓉少许，盐、味精、白糖、黄酒、湿淀粉、胡椒粉、食用油、小苏打、醋、上汤、葱段、香油各适量。

做法

① 牛肉切成片，放入小苏打、酱油、淀粉和清水，拌匀后添加食用油，腌制半小时。

② 菠萝肉切成厚片，加盐拌匀后，控去水分，再加入白糖腌制15分钟。

③ 青、红彩椒切菱形片，醋、少量汤水、盐、味精、白糖、胡椒粉、湿淀粉放在小碗内搅匀成汁。

④ 加油入锅烧热，放进牛肉炒至断生，盛出。

⑤ 原锅留底油烧热，放入蒜蓉，姜片，青、红彩椒片，菠萝，用武火稍微炒一下，放入牛肉、葱段、黄酒，调入味汁，加几滴香油即可。

用法

分2次食用。

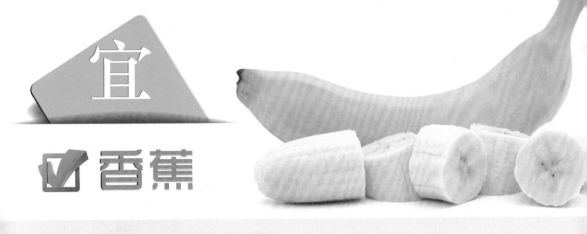

宜 ☑ 香蕉

扩张血管，让血压下降

降压营养素

钾、膳食纤维、镁。

香蕉属于高钾食物，丰富的钾元素能够帮助高血压患者排出体内多余的钠元素，从而起到稳定血压的作用。香蕉中的膳食纤维，具有调整糖类和脂类代谢的作用，可以避免因血脂沉积在血管壁上造成的血压升高。香蕉中的镁可以扩张血管，让血压下降，还可以通过促进钙、钾的生理功能，达到降压的目的。

对并发症的防治作用

香蕉中含有较多的B族维生素，足量的B族维生素，可以降低高血压患者血液中同型半胱氨酸的水平，从而明显降低高血压患者并发心脑血管疾病的发病率。

相宜搭配

香蕉+牛奶=提高记忆力，提高维生素B_{12}的吸收

香蕉+燕麦=排毒清肠，改善睡眠

香蕉+苹果=减肥降脂

香蕉+巧克力=兴奋神经系统，改善心情

香蕉+冰糖=润肠通便，祛火生津

饮食调养

柠檬香蕉菜卷

原料

卷心菜叶50克，香蕉200克，柠檬50克，盐少许。

做法

1. 卷心菜轻轻剥下叶，香蕉去皮切成粗条；柠檬皮切成丝。
2. 将菜叶下锅焯一下，放入盘中，柠檬皮丝也放入，加微量的盐，再将柠檬挤出汁，放入拌匀，入冰箱冷藏数小时，使其入味。
3. 将已入味的卷心菜叶，平摊于案板上，放上香蕉条、柠檬皮丝，由里向外卷紧，然后用刀改成数段，逐一垂直竖放于盘中即可。

用法

分2次食用。

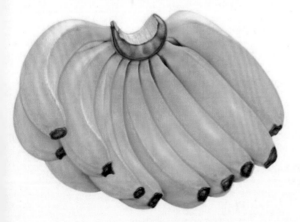

香蕉

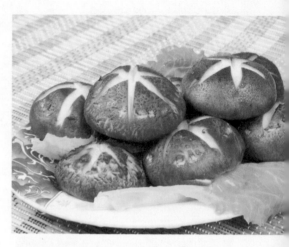

香菇

香菇香蕉汤

原料

香菇100克，香蕉皮100克，熟火腿100克，熟鸡丝30克，鲜汤500毫升，姜汁、味精、盐、葱花、香油各适量。

做法

1. 香菇洗净撕条，再用鲜汤泡发。
2. 香蕉皮洗净水煎取汁；熟火腿切成小片。
3. 炒锅置中火上，倒入鲜汤、香蕉皮汁，放入香菇、姜汁、火腿、鸡丝煮沸，加入味精、盐，起锅后撒入葱花，淋上香油即可。

用法

分2次食用。

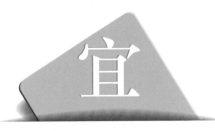

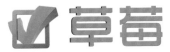

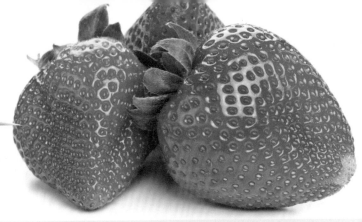

预防心脑血管疾病，防治糖尿病

降压营养素

维生素C、钾。

草莓含有丰富的维生素C，能够促进人体合成氮氧化合物，而氮氧化合物具有扩张血管的作用，从而有助于降低血压。草莓中含有的钾，有助于钠的代谢和排出，因此具有调节血压的功能。

对并发症的防治作用

草莓能减少机体对脂肪的吸收，对高血压、动脉硬化等心血管疾病有预防作用。草莓中的膳食纤维，能减慢人体对葡萄糖的吸收速度，使餐后血糖不会急剧上升，对糖尿病有防治作用。所以高血压患者常吃草莓不仅可以预防心脑血管疾病，还可以防治糖尿病。

相宜搭配

草莓+冰糖=清热解暑，止渴

草莓+山楂=消食减肥

草莓+麻油=通肠润肺，清热解毒

草莓+牛奶=滋补养血，生津润燥，养心安神，有助于维生素B$_{12}$的吸收

草莓+红糖=清热止咳，利咽润肺

草莓+蜂蜜=补虚养血，润肺利肠，解毒

草莓+食盐=维持人体的酸碱平衡

草莓+玉米=预防黑斑和雀斑

饮食调养

草莓芹菜汁

原料

芹菜200克，草莓150克，柠檬25克。

做法

1. 草莓洗净后去蒂、切成丁，芹菜洗净后切成段，柠檬洗净后切成片备用。

2. 将所有食材放入榨汁机中，榨成汁，倒入杯中即可。

用法

分2次饮用。

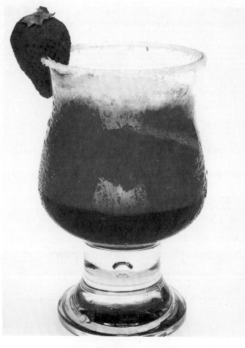

草莓汁

草莓燕麦粥

原料

草莓5个，即食燕麦片100克，牛奶250毫升，白糖少许。

做法

1. 草莓用淡盐水洗净后切片。

2. 锅中加适量清水，煮沸后倒入牛奶和燕麦片，煮至稍微沸腾后放入草莓片，关火。

3. 加适量白糖调味即可。

用法

分2次食用。

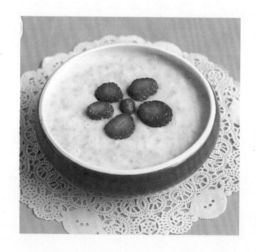

第三章

常见降压中草药

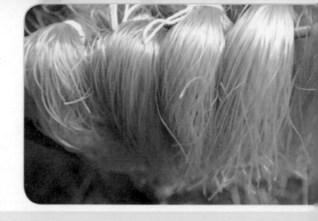

宜 玉米须

扩张末梢血管

降压营养素

钾。

玉米须中含有丰富的钾盐，具有利尿的作用，可促进体内多余的钠排出体外，维持细胞内外液平衡，降低血压。此外，玉米须还能够扩张末梢血管，具有一定的降压作用。

药性成分

味甘，性平。归膀胱、肝、胆经。

含有脂肪油、挥发油、树胶样物质、树脂、苦味糖苷、皂苷、生物碱及谷甾醇、苹果酸、枸橼酸、硝酸钾、维生素K、谷固醇、豆固醇和一种挥发性生物碱。

功效主治

利水消肿，利湿退黄。

防治水肿、小便不利、高血压、高血糖、黄疸肝炎、泌尿系统感染以及吐血、出血等症。

降压单味用量用法

25~30克，泡茶饮用，每天数次。

食用宜忌

血压低者忌服。

饮食调养

玉米须炖龟

原料

玉米须50克，龟1只(200克)，姜5克，葱10克，盐5克，绍酒10克。

做法

① 将龟宰杀后，去头、爪和内脏。

② 玉米须洗净，装入纱布袋内，扎紧口。

③ 将龟、药袋放入锅内，加姜、葱、盐、绍酒、清水1000毫升。

④ 置武火上烧沸，再用文火炖煮至熟即成。

用法

每日1次，每次吃龟肉50克，喝汤。

功效主治

养阴潜阳、平肝降压，适用于肝阳上亢型高血压患者食用。

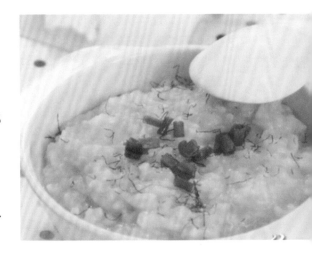

玉米须蜂蜜粥

原料

玉米须50克(鲜品100克)，粳米100克，蜂蜜30克。

做法

① 将玉米须洗净，切碎剁成细末，放入碗中备用。

② 将粳米淘净，放入砂锅加适量水，煨煮成稠粥。

③ 粥将成时放入玉米须细末，小火持续煨煮至沸，离火稍凉后拌入蜂蜜即成。

用法

分2～3次食用。

功效主治

滋阴泄热、平肝降压，适用于肝火上炎、肝阳上亢型高血压患者食用。

龟

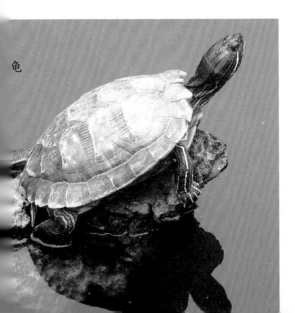

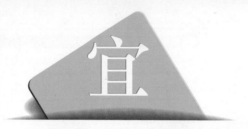
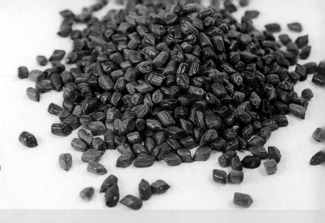

宜 ☑决明子

明显降低收缩压、舒张压

降压营养素

蒽醌类化合物、正丁醇提取物。

决明子中的蒽醌类化合物可使自发遗传性高血压患者收缩压、舒张压均明显降低，尤其对于伴有烦躁、爱发火、头痛眩晕等情况的肝阳上亢型高血压患者，有明显的降压作用。决明子的正丁醇提取物能显著改善高脂血症患者的血脂水平，调节脂质代谢紊乱，延缓动脉硬化的发生，避免血管硬化引发的血压居高不下。

药性成分

味甘、苦、咸，性微寒。归肝、大肠经。

含大黄酚、大黄素甲醚、决明子素、红镰霉素、决明子苷、决明蒽酮、异决明种内酯、决明子内酯、大黄素、芦荟大黄素、葡萄糖苷等。

功效主治

清热明目，润肠通便。

主治肝炎、肝硬化腹水、高血压、小儿疳积、夜盲、风热眼痛、习惯性便秘。

降压单味用量用法

决明子20克，炒黄，水煎代茶饮。

食用宜忌

泄泻和血压低者慎用。

饮食调养

苦瓜菊花决明茶

原料

鲜苦瓜250克，白菊花、决明子各10克。

做法

1 苦瓜剖开，去蒂、籽，洗净，切成薄片。

2 白菊花与决明子用清水冲洗一次。

3 苦瓜与白菊花、决明子一起入砂锅，加适量水，中火煎煮15分钟即成。

用法

每日1剂，代茶分2次早晚饮用。

功效主治

具有清热解毒、平肝降压等功效，适用于肝火上炎、肝阳上亢型高血压患者饮用。

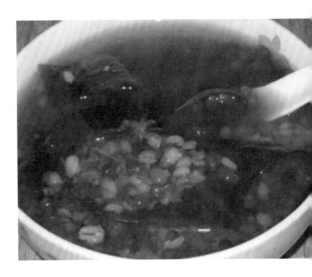

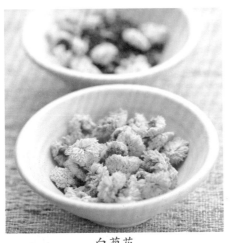

白菊花

海带决明汤

原料

海带(鲜)30克，决明子15克。

做法

1 将海带洗净切片，浸泡2小时。

2 将海带连浸泡水一起放入砂锅内，再加入决明子，煎1小时以上，待决明子熟烂即可。

用法

血压不太高者，每日1剂，病重者可每日2剂。

功效主治

清热明目、降脂降压，适用于肝阳上亢型高血压患者饮用。

☑ 菊花

增加冠状动脉血流量

降压营养素

菊花水煎醇沉制剂、黄酮类化合物、木樨草素-7-葡萄糖苷和刺槐碱。

菊花水煎醇沉制剂有显著扩张冠状动脉，增加冠状动脉血流量，增强心脏功能，降低血压的作用。菊花中的黄酮类化合物，具有抑制血小板聚集的作用，还能降低总胆固醇、甘油三酯、低密度脂蛋白，促进血液循环，使血压下降。菊花中的木樨草素-7-葡萄糖苷和刺槐碱降压作用缓慢、持久。

药性成分

味苦、辛，性微寒。归肝、心经。

功效主治

清热解毒，疏风明目。

主治目赤肿痛，眼目昏花，心胸烦热，疔疮，肿毒。

降压单味用量用法

18～30克，代茶饮。

食用宜忌

脾胃虚寒者慎用。

饮食调养

菊花鲫鱼汤

原料

菊花15克，槐花10克，鲫鱼250克，香油30毫升，绍酒20毫升，猪骨汤500毫升，姜片、胡椒粉、精盐、酱油、味精、葱白各适量。

做法

1. 将鲫鱼剖杀，去内杂，洗净，用绍酒和少许精盐抹上一层，放置片刻。
2. 菊花、槐花洗净，置入砂锅内，加入清水煎煮30分钟，过滤留汁。
3. 再入猪骨汤，武火煮沸，放入鲫鱼、姜片，加盖，文火慢煮。
4. 至鱼香味出，再加精盐、胡椒粉、酱油、香油、味精、葱白调煮片刻即可。

用法

每次吃鱼肉50~80克。

功效主治

清肝泻火、明目止血，适用于肝阳上亢、肝风内动以及风中脏腑等症型的高血压患者。

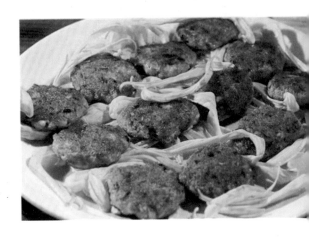

菊花肉饼

原料

菊花50克，猪瘦肉250克，面粉500克，料酒、葱花、姜末、盐、酱油各适量。

做法

1. 菊花、猪瘦肉洗净，将菊花和猪瘦肉剁成泥状，加入各味调料调制成馅，分成10份，待用。
2. 面粉加水和匀成团，分10个剂子擀成小饼状，如常规包馅做成饼。
3. 放入平底烙饼锅中，小火烙成香脆饼即成。

用法

隔日1剂，每日2次，当点心食用。

功效主治

平肝息风、除烦降压，适用于肝阳上亢型高血压患者。

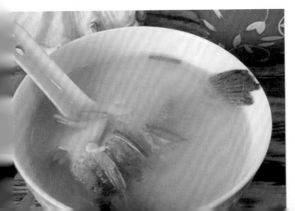

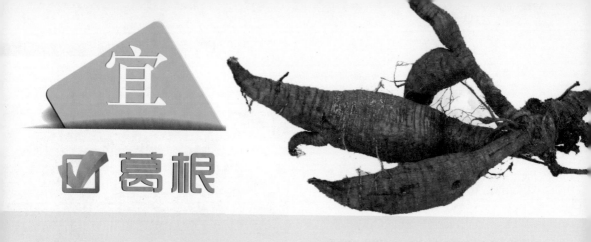

宜 ☑ 葛根

扩张冠状动脉血管和脑血管，使血管阻力下降

降压营养素

葛根总黄酮和葛根素。

葛根总黄酮能扩张冠状动脉血管和脑血管，使血管阻力下降，有明显降压作用，还能增加冠状动脉血流量和脑血流量，降低心肌耗氧量，增加氧供应。葛根所含的葛根素可使明显增高的血浆内皮素水平较快恢复正常，显著降低血栓素B_2的浓度，对高血压引起的头痛、头晕、项背强痛和耳鸣等症有明显疗效。

药性成分

味甘、辛，性凉。归脾、胃经。

含黄酮类物质如大豆苷、大豆苷元、葛根素等，还有大豆素-4、7-二葡萄糖苷、葛根素-7-木糖苷、葛根醇、葛根藤素及异黄酮苷和淀粉。

功效主治

解肌退热，透疹，生津止渴，升阳止泻。

主治发热，疹出不畅，热病口渴，脾虚泄泻，高血压颈项强痛，糖尿病，高脂血症，心绞痛，耳聋。

降压单味用量用法

每次15～30克，水煎分2次服。

食用宜忌

孕妇与脾胃虚寒者不宜服用，女性经期禁用。

饮食调养

葛根薏米粥

原料

葛根120克，薏米30克，粳米30克，盐1克。

做法

1. 将葛根去皮，洗净，切片。
2. 薏米、粳米洗净。
3. 把全部用料一齐放入锅内，加清水适量，文火煮成粥，加盐调味即可食用。

用法

随量食用。

功效主治

清热利尿，用于高血压病、冠心病属肝阳亢盛或痰湿者，对改善头晕头涨、胸闷心烦、口苦咽干、肢体麻木、小便不利有良效，亦可用于风湿性关节疼痛属湿热者。

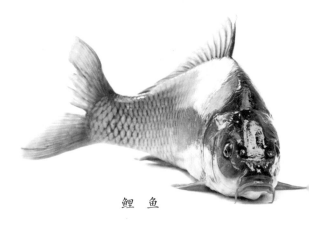

鲤鱼

葛根鲤鱼汤

原料

鲤鱼500克，葛根500克，枸杞子、葱花各10克，姜、盐各5克，植物油适量。

做法

1. 将葛根去皮，洗净，切片。
2. 枸杞子洗净，鲤鱼洗净沥干水。
3. 起锅烧油，爆香姜，下鲤鱼煎至表面微黄，取出。
4. 把葛根、鲤鱼、姜、枸杞子、葱花一齐放入锅内，加清水适量，武火煮沸后，文火煲3小时，汤成加盐调味即可。

功效主治

清热解肌、去除湿火，适合高血压病、动脉粥样硬化症属湿火伤筋者，症见关节酸痛、颈项强痛、肢体倦苔、口渴微热、小便短黄、苔黄、脉滑数。亦可用于糖尿病、落枕等。肝肾两虚之高血压患者不宜饮用本汤。

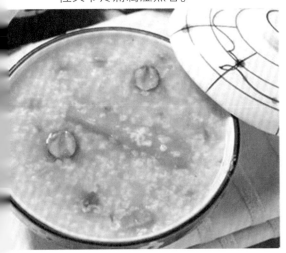

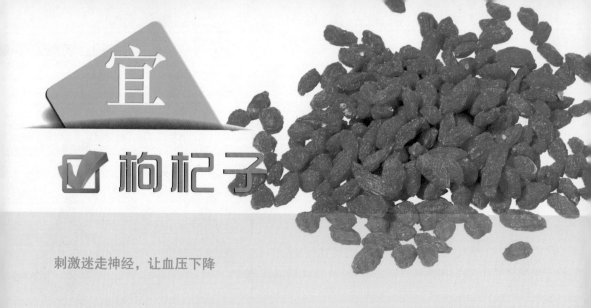

宜 ☑ 枸杞子

刺激迷走神经，让血压下降

降压营养素

水溶性提取物。

枸杞子中的水溶性提取物可以刺激迷走神经，让血压下降。

药性成分

味甘，性温。归肝、肾经。

含甜菜碱、多糖、粗脂肪、粗蛋白、硫胺素、核黄素、烟酸、胡萝卜素、抗坏血酸、β–谷甾醇、亚油酸、微量元素及氨基酸等成分。

功效主治

滋补肝肾，益精明目。

治疗精血不足所致的视力减退、内障目昏、头晕目眩、腰膝酸软、遗精滑泄、耳聋、牙齿松动、须发早白、失眠多梦以及肝肾阴虚、潮热盗汗、消渴等症。

降压单味用量用法

枸杞10克，开水冲泡，饭后当茶喝，每天3次。

食用宜忌

感冒期间，或内热大之人不宜食用。

饮食调养

枸杞菊花膏

原料

菊花50克，枸杞子30克，桑葚30克，蜂蜜200克。

做法

1. 将菊花、枸杞子、桑葚洗净去杂质，放入锅内，加水400毫升，武火烧沸。
2. 转文火煎煮25分钟，除去药渣，留汁液。
3. 把蜂蜜加入药汁内拌匀，用文火熬煮成膏状即成。

用法

每日2次，每次服20克，温开水送服。

功效主治

补肝肾、降血压，适合肝肾阴虚型高血压患者食用。

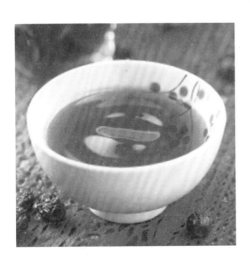

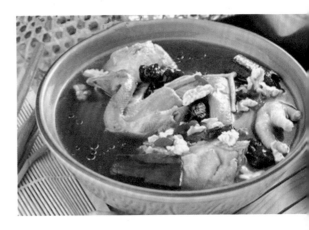

枸杞杜仲鹌鹑汤

原料

鹌鹑肉250克，枸杞子30克，红枣、杜仲各10克，料酒10克，盐3克，胡椒粉2克，葱段、姜末各8克，鸡汤适量。

做法

1. 将枸杞子、红枣、杜仲分别洗净。
2. 将鹌鹑肉洗净斩块，放锅内。
3. 注入鸡汤，加入料酒、盐、胡椒粉、姜、葱、红枣、枸杞子、杜仲，共煮。
4. 至肉熟烂拣出杜仲，盛入汤盆即成。

用法

佐餐适量食用。

功效主治

补益肝肾、强筋健骨、益精明目、降压，适用于高血压患者及孕妇。

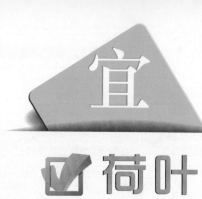

宜

☑ 荷叶

改善高血压引起的头痛眩晕症状

降压营养素

荷叶碱、黄酮类物质。

荷叶中的荷叶碱可扩张血管，降低血压，能改善高血压引起的头痛眩晕症状。

荷叶中富含的黄酮类物质，可以扩张冠状动脉，增加冠状动脉血流量，维护心肌的正常功能，促进血液循环，让血压下降。

药性成分

味苦、涩，性平。归心、肝、脾、胆、肺经。

含莲碱、荷叶碱、原荷叶碱、亚美罂粟碱、前荷叶碱、N–去甲基荷叶碱、D–N–甲基乌药碱、番荔枝碱、鹅掌楸碱、槲皮素、异槲皮甘、莲苷、酒石酸、橘橼酸、苹果酸、葡萄糖酸、草酸、琥珀酸、鞣质等。

功效主治

清热解暑，升发清阳，凉血止血。

主治暑湿泄泻，眩晕，水气水肿，雷头风，吐血，衄血，崩漏，便血，产后血晕。

降压单味用量用法

鲜荷叶半张洗净切碎，加适量的水，煮沸放凉后代茶饮用。

食用宜忌

体虚者慎用。

饮食调养

荷叶山药丁

原料

山药60克，荷叶30克，决明子15克，枸杞子10克。

做法

① 山药去皮，切成小丁，待用。

② 荷叶洗净切碎，与决明子一起水煎取汁。

③ 加入枸杞子煮沸，放入山药丁煮熟即成。

用法

每日1剂，分早晚两次服食。

功效主治

补益肝肾、滋润血脉、降压，适用于肝火上炎、肝阳上亢型高血压患者食用。

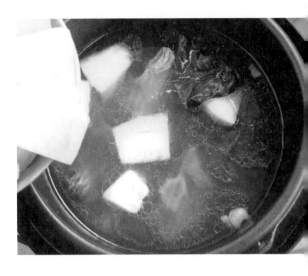

荷叶冬瓜汤

原料

嫩荷叶1张，鲜冬瓜500克，盐适量。

做法

① 嫩荷叶1张，剪碎。

② 鲜冬瓜洗净，切片。

③ 荷叶与冬瓜一起放入锅内，加水1000毫升煮汤，汤成去荷叶，加少许食盐即可。

用法

每日服2次。

功效主治

清热利湿，适合肥胖的高血压患者夏季食用。

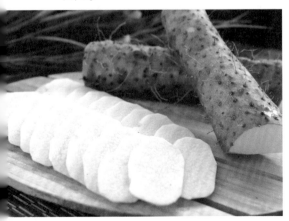

山 药

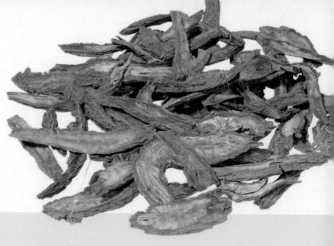

宜

☑ 丹参

适用于瘀血阻络型、气血不足型高血压患者

降压营养素

丹参酮、隐丹参酮、原儿茶醛、原儿茶酸、丹参素。

丹参中的丹参酮、隐丹参酮、原儿茶醛、原儿茶酸、丹参素等成分，能扩张外周血管，改善微循环，降低血压，适用于瘀血阻络型、气血不足型高血压患者，能减轻头晕头痛等症状。

药性成分

味苦，性微寒。归心、肝经。

含丹参酮、异丹参酮、隐丹参酮、异隐丹参酮、甲基丹参酮、羟基丹参酮、丹参内酯、二氢丹参内酯、丹参螺缩酮内酯、表丹参螺缩酮内酯、鼠尾草酮、丹参环庚三烯酚酮等。

功效主治

祛瘀止痛，活血通经，清心除烦。

主治心绞痛，月经不调，痛经，经闭，血崩滞下，症瘕，积聚，瘀血腹痛，骨节疼痛，惊悸不眠，恶疮肿毒。

降压单味用量用法

5～15克泡茶。

食用宜忌

无瘀血者慎服。

饮食调养

丹参黄豆汁

原料

丹参500克，黄豆1000克，蜂蜜250克，冰糖30克，黄酒适量。

做法

1. 黄豆用冷水浸泡1小时后捞出，倒入大锅内，加水适量。旺火烧开，加黄酒1匙，小火煮至黄豆烂熟，汁浓时离火，滤出豆汁。

2. 丹参倒入大瓦罐中，用冷水浸泡1小时，用中火烧沸后，改用小火煎半小时许，滤出头汁，再加水适量煎半小时许，约剩下半大碗药液时，滤出二汁，弃渣。

3. 将黄豆汁、丹参汁一起倒入瓷盆内，加蜂蜜、冰糖，瓷盆加盖，隔水蒸2小时，离火，冷却，装瓶，盖紧。

用法

每日2次，每次1匙。饭后1小时开水冲服或米汤送下。

功效主治

通血脉、破瘀血、健脾胃、补心血，适用于动脉硬化的高血压患者。

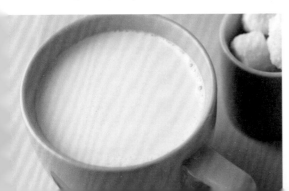

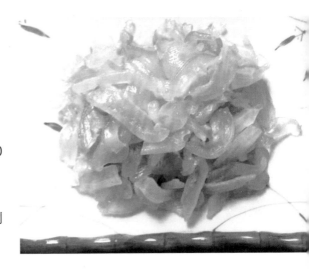

海蜇皮

丹参海蜇汤

原料

海蜇皮500克，丹参15克，料酒、盐、姜片、葱段、香油各适量。

做法

1. 海蜇用盐水浸泡30分钟，捞出沥干，切成小段。

2. 丹参洗净润透，切薄片。

3. 将丹参、姜片、葱段、料酒放入炖锅内，加适量清水，置大火上烧沸，用小火煲20分钟，加入海蜇、盐、香油煮熟即可。

用法

分3次食用。

功效主治

滋阴清热、通便降压，适用于阴虚火旺的高血压患者。

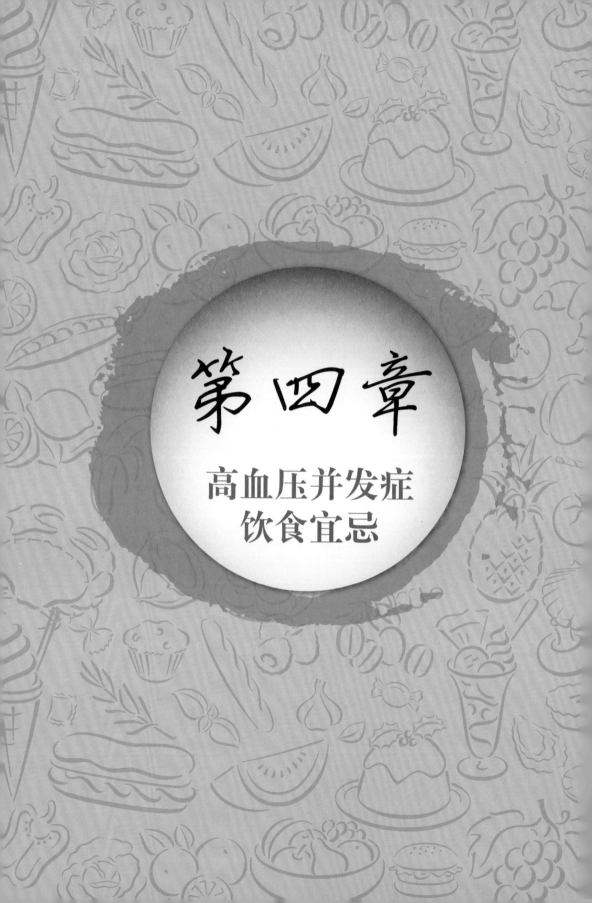

第四章

高血压并发症
饮食宜忌

高血压并发糖尿病饮食宜忌

糖尿病是由于胰腺分泌胰岛素的功能降低，使血液中的糖分不能很好地分解利用，从而处于持续高血糖状态的疾病。高血压、糖尿病经常如影随形，不但使心脑血管的损害雪上加霜，而且容易伤害肾、眼等器官。高血压并发糖尿病患者除了要坚持合理的药物治疗外，还应进行合理、科学的饮食。

高血压并发糖尿病时的饮食关键提示

- 严格限制热量。
- 忌过量食用富含糖类的食物，如米、面等主食。
- 多摄取膳食纤维。
- 严格限盐，每天钠盐的摄入量不应超过3克。
- 一日三餐，有规律的饮食。
- 不要并餐或暴饮暴食。
- 进餐时宜细嚼慢咽。
- 常吃些富含钾和钙的食物。

小贴士

饮食要清淡，最好把晚饭时间安排在下午6:30前后，方便饭后适量运动。

饮食细节宜忌大盘点

蛋白质的来源应以牛奶、瘦肉、鸡蛋等优质的动物蛋白为主，应占全天蛋白质摄入总量的一半左右。

餐后血糖较高者可在总热量不变的前提下安排4~5餐/日，这样可保证餐后血糖不会升得太高。

尿糖不超过3个加号，空腹血糖不超过11毫摩尔/升，又无酮症酸中毒的患者，可以少量吃些低糖水果。

主食多选用不易升高血糖的全谷类和粗粮等食物，如全麦粉、荞麦、燕麦、玉米等。少吃土豆、红薯、山药等淀粉含量较高的薯类。

晚饭不要吃得太晚。如果晚饭吃得太晚，饭后不久就要上床睡觉，缺乏适量的活动，食物中的热量来不及消耗就会转化成脂肪在身体内储存起来，身体容易发胖。

不吃肥肉等脂肪含量高的食物。少吃蛋黄、动物的皮和肝脏等高胆固醇食物。

高血压并发糖尿病的患者要少吃瓜子、花生等零食，这类食物不但含有一定量的糖类，而且脂肪含量高。

食材宜忌大搜索

宜选用的食材	谷类：全麦、燕麦、荞麦、玉米等
	绿叶蔬菜：芹菜、菠菜、大白菜等
	瓜茄类蔬菜：苦瓜、冬瓜、黄瓜、南瓜、番茄等
	肉蛋类：鸡肉、鱼肉、虾、鸡蛋
可适量吃的食材	粮谷类：大米、面粉
	豆类：绿豆、红豆、黄豆、黑豆等及其制品
	硬果类食物：核桃、花生、瓜子等
	调味料：盐、酱油
	肉类：猪肉、牛肉、羊肉、鸭肉
不吃或少吃的食材	糖：白糖、红糖、冰糖、蜂蜜等
	糖果：软糖、硬糖、巧克力等
	蜜饯类食物：果脯、蜜枣等
	含糖饮料：可乐、雪碧等
	糖水罐头：菠萝罐头、山楂罐头等
	甜味食物：冰激凌、甜点等
	油炸食物：炸鸡块等
	高脂肪食物：肥肉等
	盐腌食物：咸鸭蛋、酱菜等
	含钠量较高的食物：皮蛋、香肠、火腿、午餐肉、泡菜等

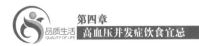
推荐食谱

苋菜豆腐鱼

材料

鲜苋菜150克，豆腐200克，鳝鱼、骨头汤各100克。

调料

橄榄油15毫升，盐1克，香菜少许。

做法

1. 将鳝鱼去骨、内脏，取净肉；豆腐切成块。
2. 锅中放橄榄油，烧热后下鳝鱼肉炒至半熟，下豆腐块，加骨头汤煮沸后，下苋菜煮熟，撒上盐和香菜即可。

禁忌

痛风患者忌食用。

饮食治疗原理

鳝鱼含有降血糖的黄鳝素，又可降血脂，又含有人体易吸收的钙(每百克含钙57毫克)；另外，豆腐每百克含钙164毫克；苋菜每百克含钙200毫克。钙有刺激胰岛细胞分泌胰岛素的作用。

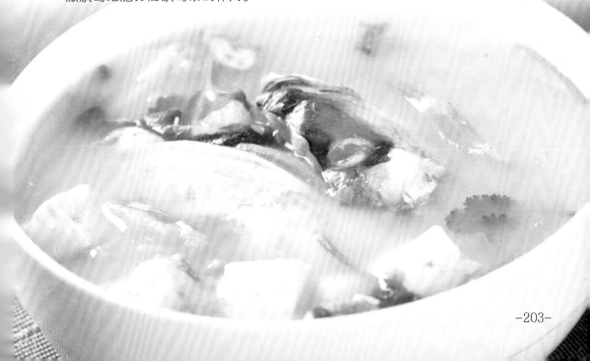

高血压并发高脂血症饮食宜忌

高血压病与高脂血症密切相关，血脂的增高往往使原有的高血压症状加重，因此人们有趣地称其为一对"难兄难弟"。高血压并发高脂血症除了药物治疗外，饮食的调养也非常重要。

高血压并发高脂血症时的饮食关键提示

- 患者隔日可以吃1个鸡蛋。
- 适量控制主食、甜食及水果。
- 饮食清淡，烹调用油应限量，避免进食油煎、油炸、重油的食物。
- 不宜暴饮暴食，每餐不宜吃得过饱，以吃七分饱为宜，晚餐要少吃。
- 吃盐应适量，每天的食盐量应控制在5克以下。
- 酒以不喝为好，特别要避免高浓度的蒸馏酒。

饮食细节宜忌大盘点

常吃些有降脂降压作用的食物，如洋葱、木耳、大蒜、芹菜、紫甘蓝、白萝卜、绿豆等。

多吃富含钾、钙的食物，如香蕉、土豆、豆制品、海带、奶及奶制品等。

每天胆固醇摄取低于200毫克。胆固醇高者要限制动物脂肪的摄入量，增加蔬菜、菌藻、豆类等富含膳食纤维食物的摄入量，以促进多余胆固醇排出。

科学饮水。每天1200～1600毫升，分6～8次喝完，但不宜喝咖啡、浓茶。

忌每天摄入的总热量过高。体重的超标严重影响患者健康，因此一定要控制合理的热量，以维持理想体重。

忌高胆固醇、高脂肪食物。避免吃肥肉、动物内脏、奶油、油腻的汤，鸡、鸭肉宜去皮食用。

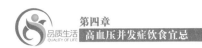

不宜多吃高糖、高盐食物。远离过甜过咸的食物，如蛋糕、巧克力、威化饼干、咸鸭蛋、泡菜、酱菜等。

小贴士

用平底锅，加植物油，猛火快炒的方式做菜，可以减少用油量。

食材宜忌大搜索

宜选用的食材	谷类：荞麦、高粱米、全麦、薏米、玉米等
	绿叶蔬菜：油菜、芹菜、菠菜、马齿苋等
	瓜茄类蔬菜：苦瓜、冬瓜、黄瓜、番茄等
	水果类：猕猴桃、雪梨、西瓜、草莓等
可适量吃的食材	粮谷类：大米、面粉、小米等及其制品
	薯芋类：山药、芋头、土豆等及其制品
	豆类：黄豆、绿豆、红豆、黑豆等及其制品
	硬果类食物：榛子、核桃、花生、开心果等
	肉类：水产品(鱼、虾)、禽肉(鸡、鸭肉)等
	奶类和奶制品
不吃或少吃的食材	糖类：白砂糖、红糖、冰糖、硬糖、软糖、巧克力等
	蜜饯类食物：果脯、蜜枣等
	含糖饮料：可乐、雪碧等
	甜味食物：冰激凌、甜点等
	油炸食物：炸鸡块等
	高脂肪食物：肥猪肉等
	盐腌食物：咸鸭蛋、酱菜等
	含钠量较高的食物：板鸭、香肠、火腿、番茄酱、泡菜等

推荐食谱

肉末海带烧白菜

材料

水发海带250克，白菜200克，猪肉末100克。

调料

葱、姜、蒜末、料酒、水淀粉、鲜汤、食用油各适量，盐2克。

做法

① 海带、白菜洗净，切成片备用。

② 炒锅置火上，倒油烧至五成热，下肉末炒至变色，炒香葱、姜、蒜末，烹入料酒，加鲜汤、海带、白菜、盐，中火炖熟，用水淀粉勾芡即可。

禁忌

肠胃炎、胃寒患者忌用。

饮食治疗原理

海带富含膳食纤维和胶质，能促进肠胃蠕动，降低血液中胆固醇和甘油三酯的含量，对高血压并发高脂血症的患者很有益处。

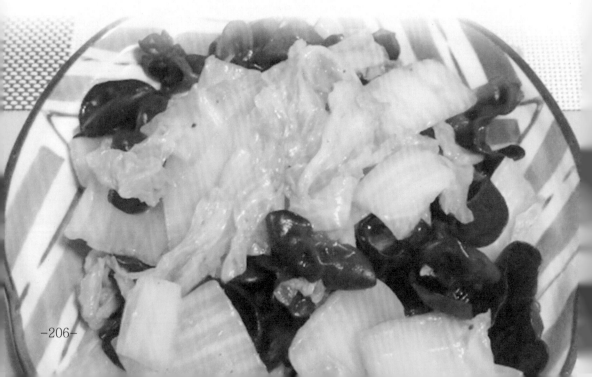

高血压并发脑卒中饮食宜忌

脑卒中俗称中风，又称脑血管意外，分为出血性卒中和缺血性卒中，但不管是哪一种脑卒中，都会有不同程度、不同部位的脑损伤，而后产生多种精神症状，表现为身体某一部位或多个部位发生功能障碍。可以说脑卒中是高血压患者致死、致残的主要原因，严重威胁着患者的生命安全。所以在饮食上需要有区别于其他并发症的特殊要求。

高血压并发脑卒中时的饮食关键提示

- 控制总热量的摄入，保持适宜的体重。
- 宜给患者多吃流食或者半流食。
- 饮食宜清淡，少吃高盐、高脂肪的食物。
- 吞咽功能正常的患者，所吃的食物一定要软、烂且易于咀嚼。
- 进食有困难的患者，家属最好能在营养师的指导下制作配方饮食，否则患者非常容易发生营养不良。
- 不宜多吃辛辣食物，如辣椒、姜等。

饮食细节宜忌大盘点

适量食用鱼肉、鸡肉、鸭肉、兔肉、鸽肉等含优质蛋白质的食物，在无肝、肾功能不全的情况下，每天蛋白质的摄入量一般占总能量的12%~15%。

常吃些新鲜蔬菜和水果，因为其富含钾，能降低发生脑卒中的危险性，预防脑卒中的再次发生。

常吃些番茄、洋葱等富含类黄酮与番茄红素的食物，对防止血管狭窄和血凝块堵塞脑血管有积极的作用。

饮食不宜过甜，甜食含糖量高，可在体内转化成脂肪，容易发生动脉硬化。

要避免坚硬、大块、多渣及有骨、刺的食物。

限量使用油脂。不要多食用肥禽、肥肉。患者消化功能正常时，每天脂肪的摄入量应占总能量的20%~25%。

忌吃腌渍、腊味等咸味过重的食物。这些食物含钠量较高，对脑卒中患者的健康不利。

小贴士

高血压并发脑卒中患者要时刻拒绝各类高脂肪、高盐、高糖的食物。

食材宜忌大搜索

宜选用的食材	谷类：糙米、燕麦、荞麦等
	水果：柑橘、香蕉、猕猴桃、草莓等
	绿叶蔬菜：生菜、油麦菜、芥菜、芹菜、菠菜、大白菜等
	瓜茄类蔬菜：茄子、苦瓜、冬瓜、黄瓜、番茄等
	其他：银耳、芝麻
可适量吃的食材	粮谷类：大米、面粉等及其制品
	豆类：黄豆、绿豆、红豆、黑豆等及其制品
	调味料：醋、酱油、盐
	肉类：去皮的鸡肉、鸭肉、鱼、虾
	橄榄油、玉米油
不吃或少吃的食材	糖类：白糖、红糖、冰糖、蜂蜜、牛奶糖、软糖、硬糖等
	蜜饯类食物：果脯、蜜枣等
	含糖饮料：可乐、雪碧等
	甜味食物：豌豆糕、糖包、冰激凌、甜点等
	油炸食物：炸年糕、炸薯片、炸鸡块等
	高脂肪食物：鱼子、鱿鱼、螃蟹、肥肉等
	盐腌食物：咸鸭蛋、酱菜等
	含钠量较高的食物：辣椒酱、咸鱼、腊肉等

推荐食谱

三色豆腐脑

材料

内酯豆腐1盒，瘦牛肉50克，胡萝卜、黄瓜各25克，水发木耳20克。

调料

葱花、酱油、水淀粉、食用油各适量，盐1克。

做法

1 瘦牛肉洗净，剁成肉末；胡萝卜、黄瓜洗净，切丝；水发木耳择洗干净，切丝；内酯豆腐倒入蒸碗中，放入烧开的蒸锅中蒸8分钟，取出，倒掉蒸汁。

2 锅置火上，倒油烧至六成热，炒香葱花，放入肉末煸熟，倒入胡萝卜丝、木耳丝翻炒均匀，加适量清水，淋入酱油烧沸，加盐调味，下入黄瓜丝，加水淀粉勾芡，浇在豆腐上即可。

禁忌

痛风、血尿酸浓度过高患者忌食。

饮食治疗原理

豆腐脑中所含的豆固醇和钾、镁，可以抑制引起高血压，有预防高血压的功效；而镁、钙元素能降低脑血脂，改善脑血流，防止脑梗死、脑出血的发生。

内酯豆腐

高血压并发冠心病饮食宜忌

高血压是诱发冠心病的危险因素，高血压患者中有相当一部分人同时患有冠心病。高血压和冠心病的发生、发展都与饮食密切相关，合理饮食在高血压并发冠心病的防治中有重要意义，可避免心脑血管疾病的发生。

高血压并发冠心病时的饮食关键提示

- 多吃些新鲜的红、黄、绿色蔬菜，每天不少于500克。
- 饮食清淡，每天的食盐量在4克以下。
- 晚餐不要吃得过饱，以减轻心脏负担。
- 少吃甜食，多吃粗粮和豆制品。
- 烹调用油可以选择橄榄油、茶油等含油酸高的油脂，有利于调节血脂。
- 多吃富含维生素C及钾的蔬菜和水果，如番茄、土豆、猕猴桃、香蕉等。
- 三餐定时定量，每餐最好都荤素搭配。
- 不宜饮酒，尤其是烈性酒。

饮食细节宜忌大盘点

控制总能量的摄入。尽量使体重保持或接近标准体重，因为摄入过高的能量会使体重增加，对高血压并发冠心病来说是危险因素。

每周吃一两次海鱼。海鱼富含的多不饱和脂肪酸，能够促进脂质代谢，降低血清胆固醇和血清甘油三酯以及低密度脂蛋白和极低密度脂蛋白。

适量摄入蛋白质。高血压并发冠心病者每日食物中蛋白质的含量以每千克体重不超过1克为宜，应多选用牛奶、酸奶、鱼类和豆制品。

宜适量饮茶。茶叶中的茶多酚，可改善微血管壁的渗透性，能有效地增强心肌和血管壁的弹性和抵抗力，减轻动脉粥样硬化的程度。

不可多吃鸡蛋。每两天吃1个鸡蛋即可。

少吃或不吃肥肉、黄油、猪油等含动物脂肪较多的食物。每天胆固醇的摄入量应少于300毫克。

不宜吃辛辣食物，如辣椒、芥末、生姜等，这些食物会加速心跳，加重心肌缺氧，诱发心绞痛等。

小贴士

冠心病患者可将晚饭进餐量减少1/3，有益于避免饭后出现心绞痛。

食材宜忌大搜索

宜选用的食材	谷类：全麦、燕麦、荞麦、玉米等
	绿叶蔬菜：小白菜、油菜、茼蒿、芹菜、油麦菜、大白菜等
	瓜茄类蔬菜：苦瓜、冬瓜、黄瓜、番茄等
	海藻菌类：木耳、海带、香菇等
	水果类：山楂、香蕉、柚子、葡萄等
	其他：大蒜、鱼油、山药等
可适量吃的食材	粮谷类：大米、面粉等及其制品
	豆类：红豆、黄豆、绿豆、黑豆等及其制品
	硬果类食物：核桃、榛子、板栗、花生等
	调味料：醋、盐、酱油
	肉类：鱼肉、虾、牛肉、羊肉、鸡肉等
	奶类和奶制品
不吃或少吃的食材	糖类：红糖、冰糖、蜂蜜、软糖、硬糖、巧克力等
	胆固醇高的水产品：螃蟹、鱿鱼等
	甜味食物：冰激凌、甜点等
	油炸食物：油炸糕、油条、炸鸡块等
	高脂肪食物：动物内脏、肥肉、蛋黄等
	含钠量较高的食物：腐乳、八宝菜、辣椒酱、咸鱼、火腿等

推荐食谱

爽口木耳

材料

水发黑木耳100克，黄瓜150克，红柿子椒适量。

调料

蒜汁、葱丝、香油、醋、白糖各适量，盐2克。

做法

① 水发黑木耳去蒂，洗净，撕小片备用；黄瓜洗净，切块；红柿子椒洗净，切菱形块。

② 锅内放水煮沸，放入洗好的黑木耳汆烫一下，捞出，冲凉，沥水。

③ 将黑木耳片、黄瓜块、红柿子椒块放入容器中，加入盐、香油、蒜汁、葱丝、白糖、醋拌匀即可。

饮食治疗原理

黑木耳能抑制胆固醇在血管壁上的沉积，防止动脉硬化和血栓的形成，对高血压及高血压并发冠心病有一定的作用。

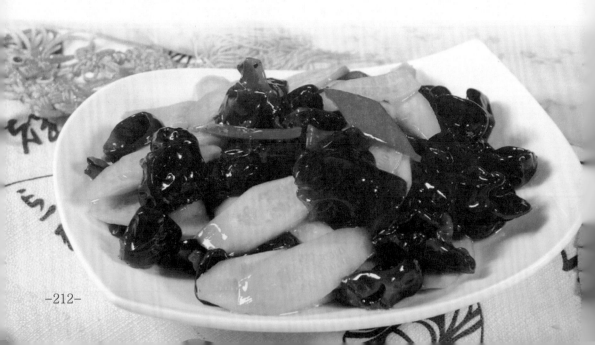

第五章

降压食方

荠菜炒豆腐

原料

荠菜100克，豆腐100克，姜5克，葱10克，盐5克，素油30克。

制法

① 把荠菜淘洗干净；豆腐洗净，切方块；姜切片，葱切段。

② 把炒锅置武火上烧热，加入素油，油六成热时，加入姜、葱爆香后，加入豆腐，炒匀后，下入荠菜，断生，加盐，起锅即成。

用法

每日1次，佐餐食用。

功效

补中益气，清热降压。

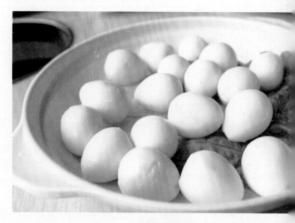

熟鹌鹑蛋

芭蕉煮鹌鹑蛋

原料

芭蕉2只，熟鹌鹑蛋200克，牛奶400毫升，白糖适量。

制法

① 芭蕉去皮，切段，待用。

② 锅内加入牛奶，烧沸，下入芭蕉、鹌鹑蛋，煮沸即成。

③ 加入少许白糖拌匀。

用法

每日1次，每次吃鹌鹑蛋2个，芭蕉5克。

功效

补气血，降血压，通便秘。

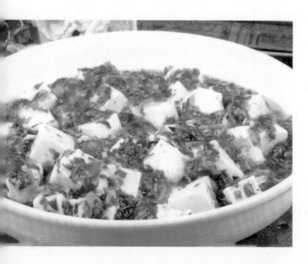

淮山菟丝油炸饼

原料

淮山药20克，菟丝子20克，猪肉100克，面粉400克，盐10克，葱10克，姜5克，素油、发酵粉各适量。

制法

1. 把淮山药打成细粉；菟丝子去杂质，碾成细粉；猪肉洗净，剁成泥；姜切末，葱切葱花。
2. 把淮山药粉、菟丝粉、面粉用水和匀，揉成面团，用发酵粉发好。
3. 把猪肉放碗内，加入盐、姜、葱、熟素油50克，拌成饼馅。
4. 把面团搓成长条，揪成20克1个的剂子，用擀面杖擀成圆皮，如常规包馅做成饼。
5. 素油放热锅内，烧六成热时，把肉饼炸黄炸熟即成。

用法

每日1次，当早餐食用，每餐吃4个。

功效

补肾益精，养肝明目。

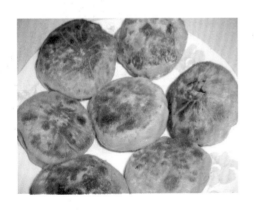

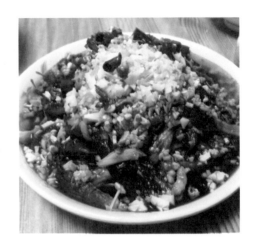

蒜蓉拌茄瓜

原料

大蒜30克，茄子200克，葱10克，盐5克，芝麻油10克，酱油10克，辣椒末5克。

制法

1. 把大蒜去皮，捣成蒜蓉。
2. 茄瓜洗净，一切两半，上笼用武火大气蒸25分钟，出笼后，把茄子放入盆内，加入蒜蓉、葱花、辣椒末、芝麻油、盐、酱油拌匀即成。

用法

佐餐食用。

功效

行气解毒，降脂降压。

韭菜炒虾仁

原料

韭菜100克，虾仁50克，姜5克，葱10克，盐5克，素油30克。

制法

① 把韭菜洗净，切3厘米长的段；虾仁洗净，姜切丝，葱切段。

② 把炒锅置武火上烧热，加入素油，烧六成热时，下入姜、葱爆香，下入虾仁、韭菜、盐，炒至断生即成。

用法

每日1次，佐餐食用。

功效

补气血，暖肾，降血压。

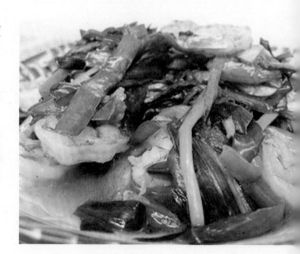

醋制黑豆

原料

黑豆200克，醋30克。

制法

① 把黑豆去杂质，洗净，烘干。

② 将炒锅置武火上烧热，加入黑豆，用锅铲不停地翻炒，改用中火，听见轻微爆炸声，离开火口，待响声停止，重将锅置中火上，加入醋，炒干即成。

用法

每日2次，每次吃豆15克。

功效

补肝肾，降血压。

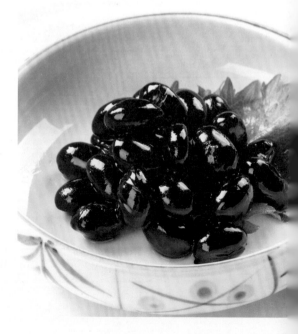